Barbara Simonsohn

# BAOBAB Superfood

gesund und schön
mit dem Nährstoffjuwel
aus Afrika



WINDPFERD

**Wichtiger Hinweis:** Die in diesem Buch vorgestellten Informationen und Methoden sollen und können ärztlichen Rat und medizinische Behandlung nicht ersetzen. Die Inhalte des Buches wurden von der Autorin mit größter Sorgfalt erarbeitet und nach bestem Wissen und Gewissen vorgestellt. Eine Garantie kann jedoch nicht übernommen werden. Ebenso ist eine Haftung der Verfasserin bzw. des Verlages und ihrer Beauftragten für Personen-, Sach- oder Vermögensschäden ausgeschlossen. Alle in diesem Buch vorgestellten Informationen sind für Interessierte zur Weiterbildung gedacht.

1. Auflage 2015

Umschlaggestaltung:
Markus Kuhn | KplusH, Agentur für Kommunikation und Design, CH-Amden
Umschlagfoto: Ulla Mayer-Raichle
Bilder im Innenteil: 123rf; Bernard (S. 27), Theo Hodapp (S. 37)
Lektorat: Lucia Rojas – derschönstesatz
Layout und Satz: Marx Grafik & ArtWork
Gesetzt aus der Adobe Text Pro
Druck: PHOENIX PRINT GmbH

MIX
Papier aus verantwortungsvollen Quellen
FSC® C043954

Printed in Germany
ISBN 978-3-86410-103-8
www.windpferd.de

# Inhalt

# Danksagung

*„Wir waren vor Erstaunen wie weggetreten, wirklich, durch die gewaltige Erhabenheit dieses mächtigen Monarchen des Waldes, bei dessen Vergleich die größten der Hunderten von Palmen, die ihn umgaben, in Bedeutungslosigkeit versanken."*

(JAMES CHAPMAN, 1868)

Mein Dank gilt zunächst dem netten Schweizer Heilpraktiker, der mich auf das Thema Baobab gebracht hat im Mai 2014, als ich in der Schweiz Vorträge über Moringa und Chia hielt. Ich danke auch allen Firmen, die mir für den Rezeptteil dieses Buches kostenlos Baobabprodukte haben zukommen lassen. Dadurch wurde Baobab sozusagen zu meinem Grundnahrungsmittel, ich konnte seine Wirkung auf Körper, Seele und Geist intensiv erleben, und möchte diese leckere Powerfrucht nicht mehr missen. Dankbar bin ich außerdem meiner Verlegerin Frau Monika Jünemann, die den Mut hatte, sich mit mir wieder an ein neues und exotisches Thema heranzuwagen. Ich danke Jürgen Neisse für seine ermutigenden Worte und für die Übersetzung der italienischen Studien. Auch danke ich all meinen Reikiseminar-Teilnehmern, die mich in der Endphase aus der Ferne mit Lichtenergie unterstützt haben. Ich danke allen, die mir großzügig Baobabfotos für dieses Buch zur Verfügung gestellt haben, darunter Theo Hodapp und mein Freund Bernard in Kenia. Und ich danke ganz besonders Ihnen, liebe Leser, dass Sie mir durch Ihre oft jahrzehntelange Treue und Ihren Zuspruch eine so schöne Tätigkeit im Sinne von Berufung und Traumjob ermöglichen.

# Einleitung

*„Ich konnte den Baobabbaum mit ausgestreckten Armen 13-mal umfassen, um ihn ganz zu umrunden. Ich glaube nicht, dass es irgendwo auf der Welt dickere Bäume gibt."*

(MICHEL ADANSON, 1757)

Als ich mit meiner damals 10-jährigen Tochter Freya durch die Savanne Südafrikas in der Nähe des Krüger-Nationalparks fuhr, sah sie ihren ersten Baobabbaum. „Mama, da ist ein Baum auf den Kopf gestellt!", entfuhr es ihr. Genau das ist sein Name auf Englisch: der *upside-down tree*. Schon das grandios-groteske Aussehen älterer Baobabbäume stellt den Nährboden dar für Mythen und Legenden. Die meiste Zeit im Jahr ist der Baum blattlos und dann sieht es wirklich so aus, als ragten seine Wurzeln in den Himmel. Was mich an ein Zitat von Rudolf Steiner erinnert: „Der Mensch ist ein Baum auf den Kopf gestellt. Unsere wahren Wurzeln reichen in die geistigen Welten."

Was ich damals noch nicht wusste: Die Afrikaner nennen diesen Baum auch „Apothekenbaum" oder „Symbol der Erde". Ein Symbol also für die Großzügigkeit der Mutter Erde, die uns nährt und erhält, in meinen Augen ein Ausdruck der bedingungslosen Liebe der Schöpfungskraft. Kein Wunder, dass der Baobab von vielen Volksgruppen Afrikas als heilig verehrt wird.

Paläontologen schätzen, dass der Baobab die Hominiden schon seit zwei Millionen Jahren als Nahrungs- und Wasserquelle besonders in Trockenzeiten begleitet hat. So gut wie alles an ihm kann man essen, als Medizin verwenden oder zu etwas Nützlichem verarbeiten. Sogar leben kann man in seiner Krone: So wohnte die britische Thronfolgerin Elizabeth im The Tree Tops Hotel in Kenia in einem Baumhaus inmitten eines Baobabbaums, als sie vom Tod ihres Vaters und ihrer eigenen Regentschaft als Queen erfuhr. Ihr Bodyguard Jim Corbett schrieb die berühmten Zeilen in sein Tagebuch: „Das erste Mal in der Weltgeschichte erklomm ein junges Mädchen an einem Tag einen Baum als Prinzessin und nach diesem, ihrem ‚aufregendsten Erlebnis', wie sie es beschrieb, stieg sie am nächsten Tag als Königin hinab – Gott segne sie."

Im Zuge des wachsenden Gesundheitsbewusstseins in den Industrieländern und angesichts schwindender Lebenskraft in unserer Nahrung und wachsender Stressbelastung wird Baobab gerade als Energiequelle entdeckt. Und selten schmeckte Gesundheit so lecker, so exotisch frisch. Wilde, unverfälschte Früchte, Blätter, die es in sich haben – beides von Mutter Natur genauso geschaffen, wie sie jetzt sind, und das vor Millionen von Jahren. Wo, bitte schön, ist etwas Vergleichbares heute noch zu finden?

Eigentlich müssten Sie, geschätzter Leser, Baobab kennen. Warum? Der Affenbrotbaum, das ist die andere Bezeichnung für diese spektakuläre Pflanze, wurde in einem Stück Weltliteratur verewigt, in „Der kleine Prinz" von Antoine de Saint-Exupéry. Dieses Büchlein wurde allein auf Deutsch rund eine Million Mal verkauft.

Allerdings kommt der Affenbrotbaum darin nicht gerade gut weg. Es ist von „furchtbaren Samenkörnern" die Rede. Der Boden des Miniplaneten, auf dem der kleine Prinz wohnt, ist damit „verseucht". Täglich muss er die Schösslinge ausreißen, da der Baum sonst den ganzen kleinen Planeten überwuchert, ihn mit seinen Wurzeln durchbohrt und schließlich sprengt. Ein Bild zeigt den Planeten: Drei Affenbrotbäume haben ihn überwuchert. Mit Verlaub, vertiefte botanische Kenntnisse scheint der Autor nicht gehabt zu haben, Baobabs haben nur als junge Bäume eine Pfahlwurzel und sind ansonsten Flachwurzler.

Das Thema Baobab birgt tatsächlich Sprengkraft. Aber nicht im Sinne von Zerstörung, sondern als *die* Superfrucht der Zukunft – ein Wunder in vielerlei Beziehung. Da unsere Erde – Gott sei Dank – größer ist als der Asteroid B 612, brauchen wir uns auch über die ungezügelte Vermehrung von Affenbrotbäumen keine Gedanken zu machen. Im Gegenteil, nach der Lektüre dieses Buches sind Sie vielleicht davon überzeugt, dass unser Planet noch mehr Baobabs vertragen könnte: für Mensch und Tier und unsere Kinder und Kindeskinder. Baobabfrüchte sehen zudem aus wie Bomben, ähnlich wie Papaya, die in Südamerika auch *fruta de bomba* genannt werden. Und ich hoffe, dass das Thema Affenbrotbaum auch bei Ihnen wie eine Bombe einschlägt, meine Begeisterung dafür ansteckt und Sie sich ein Leben ohne Baobab nicht mehr vorstellen wollen. An ursprünglicher Power nicht zu toppen ist Baobab für mich ein Geschenk des Himmels für den Menschen der heutigen Zeit. Gesundheit ist der wahre Wohlstand und Menschen, die gesund und glücklich sind, sind auch harmonisch, friedliebend und liebevoll. Baobab steht für mich für das große Herz Afrikas. Vom Kopf zum Herzen, so verläuft in meinen Augen unser aller Reise.

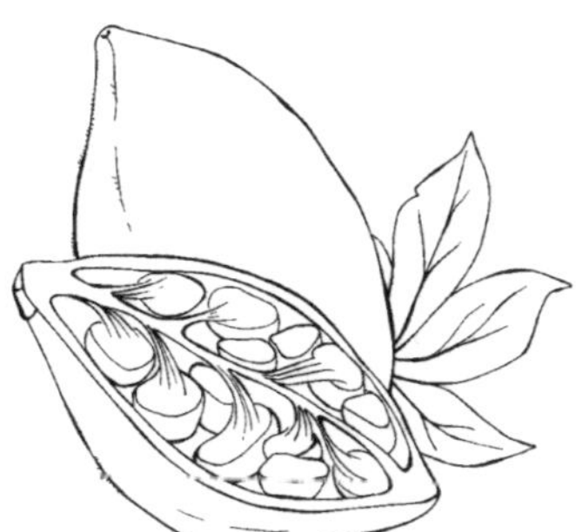

## Babobab – die Frucht der Superlative

**Baobabfruchtpulver** ist ein Superlebensmittel. Dieses Produkt, das uns die Natur sozusagen frei Haus liefert, das keiner Trocknung oder anderen Verarbeitung bedarf, hat eine extrem hohe Vitalstoffdichte und einmalig gute Bioverfügbarkeit. Nur 10 Gramm decken den Tagesbedarf an Vitamin C (65 Milligramm). Hinzu kommen synergetische Effekte durch ein harmonisch abgestimmtes Zusammenspiel der Inhaltsstoffe. Baobab schmeckt zudem lecker: frisch, fruchtig und angenehm süß-säuerlich. Das Fruchtpulver enthält im Durchschnitt:

- doppelt so viele **Antioxidanzien** wie Gojibeeren
- 5-mal so viele Antioxidanzien wie Mangos
- 6-mal so viele Antioxidanzien wie Heidelbeeren
- 12-mal so viele Antioxidanzien wie Weintrauben
- 14-mal so viele Antioxidanzien wie Papayas
- mehr Antioxidanzien als Granatapfel und Gojibeeren zusammen
- 10-mal so viel **Vitamin C** wie Orangen
- 10-mal so viel Vitamin C wie Kiwis
- 15-mal so viel Vitamin C wie Granatäpfel
- nur 10 Gramm decken den Tagesbedarf an Vitamin C (von 65 Milligramm)
- 7-mal so viel **Kalium** wie Bananen
- 3-mal so viel **Kalzium** wie Joghurt
- 3-mal so viel Kalzium wie Milch
- mehr **Eisen** als rotes Fleisch
- 5-mal so viel **Magnesium** wie Avocados
- mehr Magnesium als Spinat
- mehr Magnesium als Kokoswasser
- mehr **Zink** als Austern
- mehr **Ballaststoffe** als Chia
- 14-mal so viele lösliche Ballaststoffe wie Orangen
- 1 Esslöffel enthält mehr Ballaststoffe als 100 Gramm Vollkornbrot

Nur 40 Gramm Fruchtfleisch decken 41 Prozent des Eisen und 35 Prozent des Kalziumbedarfs (De Caluwé 2010). „Der Vitamin-C-Gehalt ist der höchste unter natürlichen Früchten" (ebd.). 5 Prozent der Pulpe bestehen aus Eiweiß. Baobab ist damit eine hervorragende Quelle von Aminosäuren.

Der ORAC-Wert gibt das antioxidative Potenzial an, die Fähigkeit, freie Radikale oder aggressive Sauerstoffverbindungen aus dem Verkehr zu ziehen und unschädlich zu machen. Dieser Wert erreicht beim Baobabfruchtpulver sensationelle 24.300. Einige Firmen geben ihn sogar mit 65.000 oder bis zu 140.000 an. Schon 24.300 ist der Rekord unter den Superfrüchten. Damit nimmt Baobab auch eine Spitzenstellung unter den Superfoods ein. Nur wenige toppen Baobab, darunter Moringablattpulver aus Teneriffa mit mehr als 76.000 ORAC und Spitzenwerten bis zu 110.000.

**Baobabblätter** enthalten
· 4-mal so viel **Vitamin A** wie Mangos
· mehr **Eiweiß** als Fleisch
· mehr **Eisen** als Fleisch
· mehr **Antioxidanzien** als Blaubeeren

**Baobaböl**
· besteht zu einem großen Anteil aus **ungesättigten Fettsäuren**
· enthält doppelt so viel **Betacarotin** wie Palmöl
· enthält 7-mal so viel Betacarotin wie Maiskeimöl
· hat einen höheren **Eiweiß**gehalt als Erdnüsse
· enthält mehr **Lysin** als Erdnüsse
· ist einmalig **chemisch stabil**: zwei bis fünf Jahre ungekühlt haltbar

**Rote Fruchtfasern** enthalten
· 48-mal so viele **Antioxidanzien** wie Erdbeeren
· 66-mal so viele Antioxidanzien wie Orangen
· 100-mal so viele Antioxidanzien wie Kiwis (Besco et al. 2007)
· einen ORAC-Wert von 75.000 (Manfredini et al. 2002)

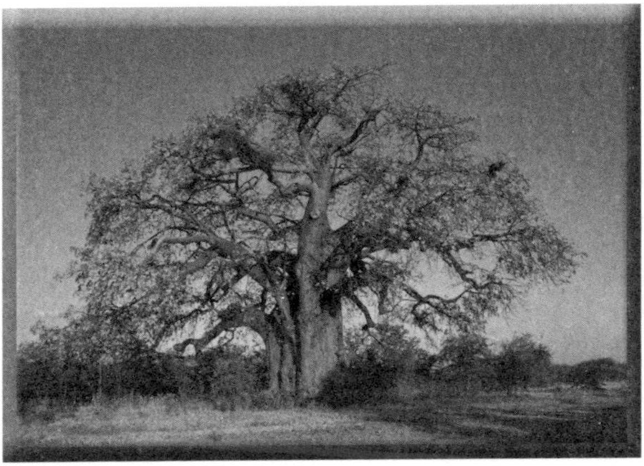

# Warum Superfoods?

*„Der Weg zur Gesundheit führt durch die Küche, nicht durch die Apotheke.“*

(SEBASTIAN KNEIPP, 19. JH.)

Superfoods sind in aller Munde: bei Hollywoodschauspielern, Sportlern, Vegetariern, Veganern, Gesundheitsbewussten. Ihr Potenzial ist sagenumwoben, sie werden wie Superstars gefeiert und um sie herum bilden sich Legenden. Warum? Was macht ein Lebensmittel zum Superfood? Das Wort wurde 1998 von Aaron Moss in den USA im Journal „Nature Nutrition" erstmalig verwendet. Der Begriff ist nicht definiert und wird manchmal inflationär gebraucht, zum Beispiel für Äpfel, Grünkohl und Karotten. Meiner Meinung nach ist ein wirkliches Superfood etwas, das eine extrem hohe Nährstoffdichte hat. Das ist wichtig, weil die Schere zwischen unserem zum Beispiel durch Stress und Umweltgifte erhöhten Vitalstoffbedarf und den in unseren Nahrungsmitteln vorhandenen Vitalstoffen immer weiter auseinanderklafft.

Wir verhungern seit langem an vollen Töpfen. Die Mineralstoffdichte hat in den letzten 60 Jahren um 50 Prozent abgenommen, beim Vitamingehalt sieht es nicht besser aus. Äpfel haben durchschnittlich nur noch 20 Prozent des Vitamin-C-Gehaltes von vor 60 Jahren. „An apple a day keeps the doctor away"? Das war einmal ...

Wer meint, sich aus dem Chemielabor Nährstoffpräparate zuführen zu können, ist auf dem Holzweg. Nur die Stoffe aus der Pflanze kann der Körper perfekt dechiffrieren, weil er an sie seit Jahrmillionen genetisch angepasst ist. Selbst natürliche, aber isolierte Stoffe wirken nicht optimal, es kann oft des Guten zu viel genommen werden. In der ganzen Pflanze finden Enzyme zum Beispiel Co-Enzyme oder Mineralstoffe, damit sie optimal wirken können. Die Nährstoffe wirken synergetisch zusammen, das Ganze ist viel mehr als die Summe der Teile. Die Inhaltsstoffe der Superfoods stellen eine Symphonie der Nährstoffe dar, ein Zusammenspiel der Superlative, wie von einem perfekt eingespielten Orchester dargeboten. Damit bringen sie auch unsere „Körpersymphonie" zum Erklingen. Ist der Körper optimal versorgt, ist es auch unser Gehirn und wir bekommen erhabene Gedanken, werden kreativ und können „die Welt bewegen".

Es geht nicht nur darum, bestimmte Nahrung zu vermeiden, wie Junk Food und Transfettsäuren. Bestimmte Lebensmittel können tatsächlich die Gesundheit fördern. Superfoods sind Verbündete auf dem Weg zu einem langen Leben in Gesundheit, mit hoher Lebensqualität. Wir werden zwar immer älter, aber erleben durchschnittlich 25 Jahre unseres Lebens – vor allem im letzten Drittel unserer Lebenszeit – von Krankheiten und gesundheitlichen Einschränkungen geplagt. Viele Menschen können im Alter nicht mehr selbständig und damit selbstbestimmt leben. Nur noch jeder 110. (!) Mensch stirbt an Altersschwäche, die anderen an Krankheiten. Vielleicht sind Sie nicht krank, aber sie sind öfters müde, erschöpft und bringen nicht die notwendige Energie auf für eine Radtour oder andere körperliche Aktivitäten. Zipperlein melden sich. Strahlend gesund sein heißt hingegen: Jeden Morgen aufwachen und die Welt umarmen, etwas bewegen zu wollen, voller Tatkraft und überschäumender Lebensfreude.

Es gibt Studien, wonach bestimmten Obst- und Gemüsesorten besondere Heilkräfte innewohnen. Hier ragen besonders die Superfoods wie Baobab heraus. Es sind nicht die einzelnen Bestandteile allein, welche dies vermögen, sondern sie speichern in ganz besonderem Maße Lichtenergie und Ordnungskraft, das ist sozusagen „die Botschaft der Nahrung", wie Professor Fritz-Albert Popp seinen Klassiker nannte. Zum einzigartigen Fingerabdruck oder Muster jeder dieser besonderen Pflanzen gehören eben auch bioaktive Substanzen. Dr. Rüdiger Dahlke: „In ganzen Früchten und Gemüsen kommen Synergien zum Tragen, von denen wir noch nicht genug wissen, aber schon genug von ihrer zauberhaften Wirkung ahnen, um sie zu nutzen."

In der unveränderten Pflanze sind die Zellen intakt und können die wertvollen Inhaltsstoffe bestmöglich schützen. Das ist in Auszügen, Säften und isolierten Einzelbestandteilen nicht mehr der Fall. Die US-Amerikaner, die jährlich zwölf Milliarden Dollar für meist isolierte Nahrungsergänzungen ausgeben, sollten dieses Geld vielleicht mehr in ursprüngliches Bioobst und -gemüse investieren. Auch Functional Food erfüllt aus den gleichen Gründen nicht die Erwartungen, die darin gesetzt werden.

Wirkliche Superfoods, die diesen Namen verdienen, sind sonnenverwöhnt, ursprünglich – das heißt, sie haben keine züchterische Bearbeitung erfahren, geschweige denn künstliche Manipulation ihrer Gene – sie stellen ein Füllhorn an Nährstoffen dar, und oft fühlen wir uns durch sie unmittelbar besser. Warum? Weil sie im besten Fall – wie Moringa, Chia oder Baobab – ein Adaptogen darstellen, das sämtliche körperlichen Funktionen optimiert und damit auch die Psyche harmonisiert. „Normale" Lebensmittel haben einen Nährwert. Superfoods haben darüber hinaus einen Mehr-Wert: Sie sind ein geballtes Konzentrat aus Vitaminen, Mineralstoffen, essenziellen Fettsäuren, essenziellen Aminosäuren, Enzymen und gesundheitsfördernden Pflanzenbegleitstoffen wie Bioflavonoiden. Diese Vitalstoffe haben bei Superfoods eine hohe Bioverfügbarkeit, das heißt, sie können optimal vom Organismus aufgenommen werden. Ein Maßstab, den ich an Superfoods anlege, ist auch der ORAC-Wert, welcher das antioxidative Potenzial eines Lebensmittels misst. Jeder Mensch produziert täglich Tausende freier Radikaler, aggressiver Sauerstoffverbindungen, die neutralisiert werden müssen. Sie gelten als Verursacher von Alterungsprozessen und stehen im Verdacht, Krankheiten wie Alzheimer, Krebs, Diabetes, Rheuma und Arteriosklerose auszulösen. Warum? Weil sie die Eiweißstrukturen der Zellen attackieren und die DNS schädigen. Vitamine in Obst und Gemüse stellen Radikalenfänger dar, aber bestimmte Mineralstoffe und Polyphenole wie Phenolsäuren und Flavonoide oder auch Carotinoide und Sulfide sind besonders potente Radikalenfänger. Sekundäre Pflanzenstoffe oder Bioflavonoide ziehen freie Radikale aus dem Verkehr und wirken außerdem antiviral, antibakteriell und entzündungshemmend.

**Superfoods**

- sind mit **gesunden Vitalstoffen prall gefüllte** Lebensmittel
- sind absolut naturbelassen und wachsen bestenfalls **wild**
- **optimieren das Zusammenwirken** verschiedener Nährstoffe, da sie – zum Teil bisher nicht identifizierte – Bestandteile wie Bioflavonoide enthalten, welche die Effekte der bekannten Phytonährstoffe verstärken können
- wirken als **Sonnenschutz**
- **entgiften** Zellen und Bindegewebe
- versorgen den Organismus mit den **Nährstoffen**, die er braucht, und an die er genetisch angepasst ist
- haben eine höhere **Bioverfügbarkeit** als anderen Pflanze, ihre Vitalstoffe können daher besser verwertet werden
- stärken unser **Immunsystem**
- unterstützen uns beim **Gewichtsmanagement**, weil der Körper endlich das bekommt, was er braucht
- sorgen für eine **gesunde Verdauung** und fördern eine gesunde Darmflora
- regen die natürlichen **Selbstheilungskräfte** des Organismus an und können dadurch heilen
- bringen uns wieder ins Gleichgewicht, in **Balance**
- ermöglichen ein neues Niveau an **Gesundheit, Wohlbefinden, Energie** und **Lebensfreude**
- schenken uns neue Energie, die wir brauchen, um vielleicht neue **Werte** zu entwickeln, einen anderen Fokus im Leben, und uns selbst und der Welt mehr **Anerkennung** zu schenken

Insofern sind in meinen Augen Superfoods wie Baobab die Lebensmittel und auch die Medizin der Zukunft, ein natürliches und gesundes Powerdoping. Diese Superstars der Ernährung erhöhen das Energieniveau, hellen die Stimmung auf und vermindern Stress. Sie bringen die Zellen zum Leuchten und zaubern uns ein Lächeln ins Gesicht. Wir werden energiegeladener und gleichzeitig leichter, wir avancieren in jeder Beziehung vom Mangel- ins Füllebewusstsein. Superfoods sind wie Freunde, die auf meiner Seite sind und mich unterstützen, wenn ich Hilfe brauche. Fragen Sie sich bei dem, was Sie essen: Bringt es mir mehr Lebensfreude, Energie und Ausdauer? Meine Erfahrung: Auf Dauer funktioniert nur, was einfach ist und unmittelbar gut tut.

Möchten Sie mühelos Ihr Idealgewicht halten, widerstandsfähig werden, eine strahlende Haut bekommen, körperlich und geistig jung bleiben, weniger Schlaf benötigen, jede Menge Energie bekommen und viel mehr Kreativität, Inspiration und Erfolg im Leben genießen? Zu den einfachsten Möglichkeiten, Ihre Ernährung aufzuwerten, artgerechter zu gestalten, gehört sicherlich, sie mit Superfoods anzureichern. Welche Superfoods ich gerade so esse? Täglich Moringa, Chia, Afa-Algen, Baobab und mehrmals in der Woche Gerstengrassaft. Und gern morgens noch Ananas oder Papaya. So bin ich optimal versorgt mit Chlorophyll, Vitaminen, Ballaststoffen, Omega-3-Fettsäuren und vielem mehr. Über all diese Powerfoods habe ich Bücher geschrieben. Ich lade Sie ein: Testen Sie den Super-Food-Lifestyle. Glauben Sie mir nichts blind – probieren Sie es aus!

# Warum Tropenfrüchte?

Dass „5 am Tag" – fünfmal täglich Obst und Gemüse zu essen – gesund ist, hat sich mittlerweile herumgesprochen. Ursprünglich war diese Empfehlung in den USA zur Krebsprophylaxe entwickelt worden. Mittlerweile hat sich in vielen Studien gezeigt, dass viel Obst und Gemüse auch vielen anderen ernährungsbedingten Krankheiten vorbeugt wie Übergewicht und Adipositas, Arteriosklerose – und damit Herzinfarkt und Schlaganfall –, Gicht, Rheuma und Diabetes II oder erworbener Diabetes. Unter dieser Krankheit leiden allein in Deutschland Millionen. Früchte sind wegen ihrer vielen Vitalstoffe zur Gesundheitserhaltung und Heilung unseres Organismus wichtig. Und sie sorgen sogar für gute Laune, Lebensfreude und heitere Gelassenheit. Damit sind sie eine wirksame Stress- und Burnout-Prophylaxe und beugen Stimmungsschwankungen und depressiven Verstimmungen vor.

Früchte sind unsere Urkost seit Millionen Jahren, auf sie sind wir hervorragend genetisch angepasst. Bevor der Urmensch zum Jäger wurde und lange bevor er vor etwa 12.000 Jahren die Landwirtschaft erfand, sammelte er vor allem wilde Beeren, Pilze, Kräuter und Früchte. Der Steinzeitmensch Ötzi machte sich mit einem Gemisch aus zerkleinerten Trockenfrüchten und Trockenfleisch auf, die Alpen zu überqueren, und nahm neben dieser Kraftnahrung unterwegs nur Kräuter und Wasser zu sich.

Warum verpacken Pflanzen ihre Samen so scheinbar großzügig in köstliche und gesunde Hüllen? Die Pflanzen sind am Fortbestand ihrer Art interessiert und diese wird durch Verbreitung der Samen gesichert. Am besten schmecken Früchte, wenn ihre Samen reif sind, und so ist die Wahrscheinlichkeit hoch, dass sie dann von Mensch oder Tier verspeist werden. Samen sind so widerstandsfähig, dass sie das Verdauungssystem von Mensch oder Tier unbeschadet überleben. Werden sie ausgeschieden, hat der Samen gleich einen kleinen Sack mit Dünger bei sich. Einige Samen, wie auch die vom Baobabbaum, können jahrelang ruhen, bis sie bei günstiger Witterung und genügend Feuchtigkeit zu keimen beginnen. Wenn eine Frucht nur halb gefressen wird oder ganz als Fallobst auf dem Boden liegt, düngen die Mineralstoffe im Fruchtfleisch genau die Stelle, an der die neue Pflanze keimt.

Die Autorin Brigitte Kranz bezeichnet Früchte als „die reinste Apotheke". Warum? Ihre Inhaltsstoffe fördern eine gesunde Verdauung, stärken Magen und Darm, machen unser Immunsystem fit, entgiften die Zellen und regenerieren unseren gesamten Organismus. Obst stellt ein Füllhorn an lebenswichtigen Vitalstoffen dar: Vitamine, Mineralstoffe, Spurenelemente, Enzyme, Fettsäuren, Antioxidanzien sowie Phenole und anderen Pflanzenbegleitstoffe. Dr. Lothar Burgerstein schreibt in seinem Standardwerk „Burgersteins Handbuch Nährstoffe": „Früchte und Gemüse sind die Eckpfeiler einer gesunden Ernährung" und ein „eindeutiger Schutz vor der Entwicklung des Krebses". Inhaltsstoffe in Obst stimulieren körpereigene Enzyme, die Umweltchemikalien unschädlich machen und eine gesunde Zellteilung sicherstellen.

Tropenfrüchte sind etwas ganz besonders. Sie schützen sich besonders wirksam gegen Umweltstress und Krankheitserreger durch bestimmte Inhaltsstoffe, deren Schutzwirkung sie dann an Tiere und Menschen weitergeben, die sie verzehren. Tropenfrüchte wehren darüber hinaus mit einer Fülle von Enzymen Fressfeinde ab. Die komplexen Kohlenhydrate in Tropenfrüchten sind die wichtigsten Energielieferanten für Körper und Gehirn. Sie liefen optimale Nerven- und Gehirnnahrung, nämlich Glukose und Fruktose. Diese Zucker machen körperlich fit und sorgen für gute Konzentration und seelisches Wohlgefühl. Gerade Tropenfrüchte wie Baobab enthalten außerdem oft sehr viel Eiweiß mit einem perfekten Aminosäurenprofil, also einer Zusammenstellung der essenziellen und nichtessenziellen Aminosäuren, genau in den Mengenverhältnissen, wie sie der menschliche Organismus benötigt. Dass nicht nur Gemüse, sondern auch Obst wichtige Mineralstoffe und Spurenelemente enthält, ist noch nicht so bekannt. Tropenfrüchte wie Baobab sind besonders mineralstoffreich. Faserhaltige Früchte wie Affenbrotbaum senken den Cholesterinspiegel, indem sie überschüssiges Cholesterin im Darm binden und so seine Aufnahme verhindern.

Warum Tropenfrüchte? könnte man sich fragen. Sie wachsen ja nicht direkt vor unserer Tür. Sind wir überhaupt genetisch daran angepasst, kann unser Körper die Inhaltsstoffe optimal verwerten? Was Sie vielleicht überrascht: Wir sind genetisch an Tropenfrüchte aus Afrika besser angepasst als an unser „heimisches Obst", was – bis auf Waldbeeren – erst etwa 6000 Jahre vor Christi Geburt zu uns kam und dann von den Griechen und Römern veredelt und verbreitet wurde. Unser aller „Urmutter" lebte in Afrika. Die letzte große Einwanderungswelle unserer Vorfahren aus diesem Kontinent erreichte Europa „erst" um 70.000 bis 40.000 Jahre vor Christi Geburt. Dieser Zeitraum ist menschheitsgeschichtlich gesehen nicht länger als ein paar Wimpernschläge. Wir sind also genetisch an Tropenfrüchte besser angepasst als an Kirschen, Äpfel und Birnen!

Wer mehr Tropenfrüchte isst, erlebt oft einen ungeahnten Zuwachs an Lebenskraft und Lebensfreude. Viele Menschen haben das Gefühl, dass auf ein Stück ausgedorrte Erde endlich der heiß ersehnte, warme Frühlingsregen fällt. Warum haben wir beim Genuss von „Exoten" oft das Gefühl, zu Hause anzukommen? Der Körper – und die Seele – bekommen endlich das, was sie brauchen. Das Gnädige – und gleichzeitig Fatale: Wir können nichts vermissen, was wir nicht kennen. Viele denken, sie müssten gesund sein, weil sie keine ernsthaften Krankheiten haben. Das hat mit „strahlender Gesundheit" aber wenig zu tun.

Steinzeitdiäten sind „in". Unsere Vorfahren aßen 65 Prozent wilde Früchte, Gemüse, Kräuter, Nüsse und Honig und nur 35 Prozent andere Nahrung wie Wild und Fisch. Die Grundnahrungsmittel der Steinzeitmenschen waren Früchte, darunter viele Beeren, und Gemüse beziehungsweise Wildpflanzen. Früchte,

Gemüse, Blätter und Nüsse lieferten 65 Prozent des täglichen Kalorienbedarfs. Die Ernährung unserer Vorfahren war wesentlich vitamin- und mineralstoffreicher als unsere heutige. Wir nehmen heute durchschnittlich nur noch 14 Gramm Ballaststoffe täglich zu uns, die Steinzeitmenschen verzehrten mit 60 Gramm das Vierfache. Die Steinzeitnahrung enthielt pro Tag mindestens 600 Milligramm Vitamin C im Gegensatz zu 80 Milligramm heute, 17 Mikrogramm Vitamin A statt 7 Mikrogramm, 33 Milligramm Vitamin E statt 8 Milligramm, 43 Milligramm Zink statt 10 Milligramm, 10,5 Gramm Kalium statt 2,5 Gramm, nur 0,8 Gramm Natrium statt 4 Gramm und nur 21 Prozent – hochwertiges – Fett statt heute 42 Prozent (und das heute oft minderwertig). Im Vergleich zu unserer heutigen Zivilisationskost lieferte die Nahrung unserer Vorfahren zudem das Drei- bis Vierfache an Kalzium und Magnesium. Unsere ursprüngliche Nahrung enthielt über 10-mal so viel Kalium wie Natrium. Heute nehmen wir im Durchschnitt 4-mal so viel Natrium wie Kalium zu uns. Steinzeitmenschen nahmen über ihre Nahrung etwa 5-mal so viele Vitamine und Mineralstoffe auf wie wir und übertrafen damit die heute gültigen Standardempfehlungen der DGE (Deutsche Gesellschaft für Ernährung) bei weitem. Dr. Lothar Burgerstein kommt zum Schluss: „Unsere moderne Ernährung unterscheidet sich ungeheuer stark von derjenigen Ernährung, mit der unsere Spezies ‚großgezogen' wurde."

Entdeckt wurde der Zusammenhang zwischen möglichst ursprünglicher Kost und optimaler Gesundheit von Guy-Claude Burger, dem Schweizer Begründer der sogenannten Instinctotherapie, einer reinen Rohkosternährung mit Schwerpunkt auf vor Ort ausgereiften und biologisch angebauten Tropenfrüchten, am besten aus Wildwuchs. Exoten, so seine Erkenntnis, werden instinktiv oft einheimischen Früchten vorgezogen und das schon bei Babys. Gefragt, warum man nicht das Obst des Landes essen soll, in dem man lebt, sagt er: „Bloß, weil die Barbaren, unsere Vorväter, sich vor einigen tausend Jahren in diesem Gebiet angesiedelt haben, hat sich unsere genetische Anlage nicht an diese kalten Landstriche gewöhnt, deren glückliche Erben wir wurden. Es wäre schade, sich exotische Früchte zu versagen, denn unser Organismus ist an sie besser angepasst und dann werden sie sich im Hinblick auf unsere Gesundheit ganz besonders segensreich auswirken. Besonders, wenn man ein therapeutisches Ziel vor Augen hat, tut man gut daran, eine möglichst große Palette von Tropenfrüchten im Angebot zu haben“ (so Guy-Claude Burger in seinem Buch „Die Rohkosttherapie“). Guy-Claude Burger ist selbst ein Beweis seiner Theorie. Er hat sich mit Urkost, darunter vielen Tropenfrüchten, selbst von Krebs geheilt.

Franz Konz, auch einer der Rohkostpioniere, postulierte in seinem Wälzer „Der große Gesundheits-Konz“: „Die Früchte der Tropen sind die uns bestimmten eigentlichen Urfrüchte. Wir sind auf sie genetisch geprägt. Deshalb machen sie uns so sicher und schnell gesund“. Wir haben Jahrmillionen zum großen Teil von wilden Tropenfrüchten gelebt. Konz: „In ihnen sind alle wertvollen Lebensstoffe, nebst den uns noch unbekannten, enthalten, auf die wir codiert sind. Weil uns wahrscheinlich die Tropen als unsere eigentliche Heimat von der Schöpfung bestimmt wurden.“

Ursprüngliche Tropenfrüchte wie Baobab sind züchterisch nicht bearbeitet und haben damit eine besonders hohe Dichte an Vitalstoffen. Sie stehen noch in ihrer Urkraft. Rüdiger Dahlke schreibt in seinem neuen Buch „Das Geheimnis der Lebensenergie in unserer Nahrung“, dass das genetische Alter der Nahrungspflanzen von Bedeutung ist: „Je älter das Erbgut, desto besser – je stärker verändert, desto ungünstiger sind die Pflanzen häufig für uns.“ Der Baobab ist da einfach top, er hat die Menschen vom Anbeginn ihrer Entstehung als vielfältige Nahrungsquelle unverändert begleitet. Dasselbe gilt übrigens auch für die Superfoods Afa-Alge, Moringa und Chia, alle züchterisch nicht bearbeitet, die Afa-Alge ist zudem eine Wildpflanze. Was Rüdiger Dahlke auch wichtig ist: „wieviel Sonnenlicht in unserer Nahrung gespeichert ist." Sensible Esser spüren dies. Auch in dieser Hinsicht ist Baobab, das Superlebensmittel, ein wahres Powerfood, von der Sonne Afrikas verwöhnt. Schließlich, daran können wir uns nicht oft genug erinnern, ist unsere Nahrung neben dem Atem unser wichtigster Energiespender.

Tropenfrüchte enthalten wesentlich mehr Pflanzenbegleitstoffe als unsere heimischen Obstsorten, weil sich Pflanzen in den warmen Klimazonen damit gegen besonders zahlreiche Fressfeinde, UV-Strahlung und Schimmelpilze wehren müssen. Pflanzenbegleitstoffe oder Bioflavonoide werden auch manchmal als „Vitamin P" bezeichnet. Sie verbessern die Nährstoffversorgung der Zellen und entgiften sie gleichzeitig. Viele Phytochemikalien in Tropenfrüchten bekämpfen effektiv Krebszellen. Andere leiten Schwermetalle aus oder reinigen die Arterieninnenwände von Ablagerungen. Wieder andere sorgen für eine zügige Verdauung und eine gesunde Darmflora.

Wer sich für Subtileres interessiert: Tropenfrüchte enthalten besonders viele Biophotonen, das „Licht unserer Zellen", über das unsere Zellen miteinander und mit ihrer Umgebung kommunizieren. Dieses Phänomen hat Professor Fritz Albert Popp entdeckt und untersucht und in seinem Buch „Die Botschaft der Nahrung" dokumentiert. Die Biophotonen-Speicherkapazität, also die Fähigkeit von Nahrungsmitteln, Lichtenergie zu speichern und wieder abzugeben, gibt Auskunft über die Ordnungskraft der Nahrung oder die Lebensmittelqualität. Wild wachsende oder biologisch angebaute Tropenfrüchte haben neben Wildpflanzen wie Löwenzahn und Afa-Algen die höchste Biophotonen-Speicherkapazität von allen Lebensmitteln. Sie ist zehnmal so groß wie in konventionell erzeugtem Obst und doppelt so groß wie in heimischem Bio-Obst. Die feinstoffliche Schwingung, die unsere Nahrung aussendet, wenn sie lebendig ist, spielt eine ebenso wichtige Rolle für unerschütterliche Gesundheit, Lebensfreude und seelisches Gleichgewicht.

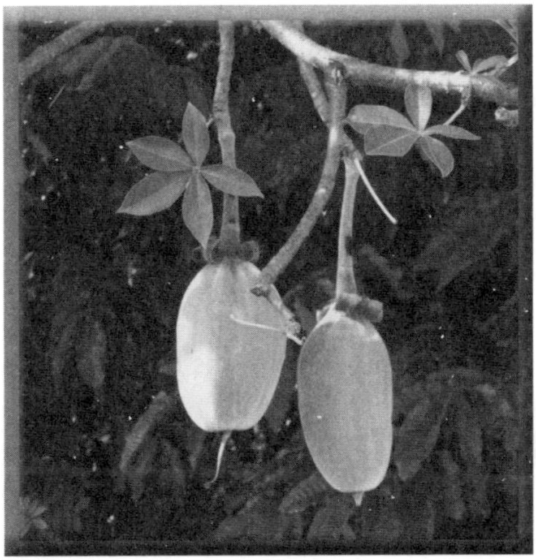

# Baobab in der Ernährung und Volksmedizin Afrikas

Baobab – oder genauer gesagt die Sorte *Adansonia digitata,* benannt nach dem französischen Naturforscher Michel Adanson – wächst in 32 Ländern Afrikas. Die afrikanische Volksmedizin nutzt seit Jahrtausenden alle Teile des Baumes für medizinische Zwecke und er wird daher auch von den Einheimischen „Baum des langen Lebens", „Zauberbaum" oder „Medizinbaum" genannt. Diese Pflanze gilt seit Jahrtausenden, vielleicht sogar Jahrmillionen, in Afrika als Nahrungsquelle und Allheilmittel und wird in vielen Gegenden als heilig verehrt. Sowohl wegen seiner Eigenschaft, große Mengen an Wasser zu speichern, als auch als Schutzraum, als Nahrungsquelle und auch als „Hausapotheke" erfreut sich der Affenbrotbaum in weiten Gegenden Afrikas großer Beliebtheit. Sechs endemische Sorten findet man auf Madagaskar und eine Baobabart ist im Nordwesten Australiens zu finden. Die Aborigenes verwenden wie die Afrikaner alle Teile des Baumes. Auch in Indien, wo etwa seit dem 11. Jahrhundert Baobabs wachsen, die von arabischen Händlern dorthin gebracht wurden, gibt es volksmedizinische Anwendungen. Die Rezepte der Inder und der Aborigenes decken sich mit denen der Schwarzafrikaner und werden daher nicht extra erwähnt. Als Besonderheit verwenden die Ureinwohner Australiens eine Essenz aus Baobabblüten für spirituelle Reinigungszeremonien. Volksmedizinische Anwendungen haben meistens mit Aberglaube wenig zu tun, sondern weisen auf Inhaltsstoffe hin, die für deren Wirkung verantwortlich sind. So bekommt die moderne Forschung durch den traditionellen Einsatz natürlicher Mittel jede Menge Anregungen für wissenschaftliche Studien. Medizinmänner und weise Frauen kommen in der Regel mit dem Wesen einer Pflanze in Kontakt und erfahren intuitiv oder durch Beobachtung, welche Heilwirkungen diese hat. Daher rührt der Spruch: „Wenn ein Medizinmann stirbt, geht eine ganze Bibliothek in Flammen auf."

H. M. Burkill berichtet in seinem Standardwerk „The Useful Plants of West Tropical Africa" (Nützliche Pflanzen im tropischen

Westafrika) von folgenden volksmedizinischen Anwendungen beim Baobab: Nahrungsmittel (Blätter, Fruchtfleisch, Samen), Dickungsmittel für Saucen (Fruchtfleisch), Quelle für Wasser (Holz), Milchersatz (gemahlenes Fruchtfleisch), Heil- und Stärkungsmittel (Blätter, Rinde, Fruchtfleisch), Wurmmittel (Blätter), Gelenkbeschwerden (Rinde), Blutarmut und andere Störungen der Blutbildung (Blätter), Schmerzmittel (Blätter), Augen (Blätter, Fruchtfleisch), Ohren (Blätter), Lungenkrankheiten (Blätter), Durchfall (Blätter, Fruchtfleisch), Nieren (Blätter), Menstruationsbeschwerden (Fruchthülle), Fiebermittel (Blätter, Rinde, Fruchtfleisch), Masern (Fruchtfleisch), Krebs/Tumore (Blätter), Salzersatz (Holz), Seife (Asche aus der Rinde, Fruchthülle, Samenasche), Speiseöl (Samen), Bitterstoffe (Rinde, Samen), Tierfutter (Blätter, Fruchtfleisch), Dünger (Rindenasche).

Das Baobabholz nennt die afrikanische Volksgruppe der Hausa *franko* – was „unnütz" bedeutet –, da das weiche und löchrige Material für die Möbelherstellung ungeeignet und noch nicht einmal als Feuerholz zu gebrauchen ist. Gott sei Dank, möchte man sagen, sonst gäbe es vielleicht nicht mehr so viele große Baobabbäume in Afrika.

## Die Frucht

Von vielen Forschern wird die Baobabfrucht als ernährungswissenschaftlich interessantester Teil der Pflanze angesehen. Sie wird seit jeher von der einheimischen Bevölkerung Afrikas als Grundnahrungsmittel genutzt, vor allem in Zeiten von Nahrungsknappheit. Das Fruchtfleisch wird meist einfach frisch und roh gegessen und die Kerne ausgespuckt. In Westafrika kocht man die Fruchtpulpe. In Kenia habe ich erlebt, dass aus dem Fruchtfleisch eine Süßigkeit hergestellt und am Straßenrand verkauft wird. Das Rezept dafür finden Sie im Rezeptteil dieses Buches.

Oft gibt man das Fruchtpulver Getreidegerichten nach dem Kochen bei, wenn sie etwas abgekühlt sind, eine vitaminschonende Methode. Gern wird im südlichen Afrika eine Art Porridge mit Baobabblatt- oder Fruchtpulver und Maismehl zubereitet. Häufig werden auch die gemahlenen Samen zusammen mit dem Fruchtfleisch gekocht als gesunder Brei für Kleinkinder, der auch von Erwachsenen geschätzt wird. Fruchtpulver wird auch oft fermentiert, um es dann zum Kochen zu verwenden. Mancherorts in Afrika nutzt man das Fruchtfleisch der unreifen Früchte als Backpulverersatz.

Aus dem trockenen Fruchtpulver werden Soßen und Erfrischungsgetränke zubereitet. *Merissa,* ein charakteristisches Getränk in einigen Gegenden Afrikas, wird aus Baobabfruchtfleisch und Milch zubereitet. Es schmeckt etwas nach Weingummi und schäumt leicht wie Limonade. Oft wird es Schwangeren und Stillenden zur Stärkung verabreicht oder auch Babys als Folgemilch nach dem Abstillen. Aus diesem Getränk wird auch eine Art Bier hergestellt, dessen Grundlage ein fermentiertes Getreide, *sorghum,* darstellt. In Tansania braut man aus fermentiertem Baobab zusammen mit Zuckerrohrsaft ein Bier, das knapp 10 Prozent Alkohol enthält und besonders bei Hochzeiten beliebt ist. In einigen afrikanischen Ländern und neuerdings auch in Europa gibt es bereits fertige Säfte auf Baobabbasis zu kaufen.

Das Fruchtfleisch wird auf verschiedenste Weise behandelt, gemahlen, geröstet und aufgekocht, wobei ein Getränk entsteht, das als Kaffee-Ersatz verwendet wird. Es enthält Tartarsäure und Pottasche und wird in der Küche auch als Brotzusatz und als Backpulverersatz eingesetzt.

Therapeutisch wird das Fruchtfleisch, das reich an Schleimmitteln und organischen Säuren ist, als Stärkungsmittel oder als natürliches Heilmittel bei zahlreichen Erkrankungen wie Durchfall oder Fieber verabreicht. Zusammen mit eingelegten und zerriebenen Blättern wird es für die Behandlung von Hautausschlägen verwendet, die im Zusammenhang mit Krankheiten wie Pocken oder Masern entstehen.

Die von Fruchtfleisch befreite Schale dient als Trinkgefäß und wird auch als Schwimmer für Fischfangnetze verwendet. In Tansania werden die Fruchtschalen statt Feuerholz verbrannt. Der Rauch vertreibt Insekten wie zum Beispiel Stechmücken.

## Die Samen und das Samenöl

Die Samen werden in Afrika entweder frisch, getrocknet, gemahlen oder geröstet gegessen und auch zum Anreichern vieler Gerichte verwendet sowie für medizinische Zwecke. Sie haben einen mandelartigen, angenehmen Geschmack und sind eine gute Quelle der wichtigen Aminosäure Lysin. Geröstet werden sie als Kaffee-Ersatz genutzt oder mit Salz als Snack serviert. Wenn Nahrungsmittel knapp sind, wird aus den gemahlenen Samen Brot gebacken. Der Stamm der Hadza im Norden Tansanias sucht Baobabsamen aus dem Dung von Pavianen heraus, wäscht diese und lässt sie an der Sonne trocknen, bevor sie vermahlen werden (Murray et al., 2001). Manchmal werden die Samen auch zum Keimen gebracht und wie Spargel als Gemüse verzehrt (FAO 1988). Samen und Pulver daraus werden in Afrika oft fermentiert und als Verdickungsmittel und Geschmacksverstärker für verschiedene Speisen verwendet. Oft wird in Afrika eine Mischung aus gemahlenen Baobabsamen und Erdnüssen mit Wasser und Zucker als Sauce zu Porridge serviert.

Aus den Samen wird zudem ein Öl gewonnen, das reich an essenziellen Fettsäuren und chemisch sehr stabil ist. Dieses enthält vor allem Ölsäure, Linol- und Linolensäure und wird zum Kochen und Braten, aber auch zur Haut- und Wundpflege verwendet. Es soll den Schmerz von Brandwunden lindern und innerhalb kurzer Zeit das Epithelgewebe erneuern, indem es der Haut Spannkraft und Elastizität zurückgibt (Manfredini et al. 2002). Auch bei

Zahnfleischentzündung und Zahnerkrankungen wird es als Therapeutikum genutzt. Der Samenkuchen, der in der Ölmühle übrig bleibt, wird als nährstoffreiches Viehfutter verwendet. Ölkuchen hat einen guten Vitamin-und Mineralstoffgehalt und ist leicht zu lagern.

## Die Blätter

Die Blätter, die der Baoabbaum nur rund vier Monate im Jahr trägt, stellen ein Grundnahrungsmittel besonders für die Bevölkerung des zentralen Afrikas dar. Bei einem ähnlich hohen antioxidativen Potenzial wie die Früchte weisen sie einen höheren Eiweißgehalt auf, was für Afrikaner angesichts der in großen Gebieten ansonsten eiweißarmen Kost von großer Bedeutung ist. Zudem werden die Blätter als Heilmittel und auch als Hautpflegemittel und Kosmetikum genutzt. In der Regenzeit, wenn die Blätter zart sind, werden sie frisch geerntet und zum Beispiel als Spinat gekocht. Durch die Schleimstoffe in den Blättern werden Suppen schön dick, was man in Afrika schätzt. Sie gelten zudem als Ersatz für Blattgemüse wie Kohl oder Kopfsalat. Die jungen Blätter von Baobabschösslingen haben einen angenehm nussartigen Geschmack. Manchmal knipst man die Zweige ab, um den Baum am Blühen zu hindern und immer frische Baobabblätter ernten zu können. Zum Ende der Regenzeit werden große Mengen Blätter vom Baum gepflückt, als Handelsware für den Markt oder um sie für den privaten Gebrauch zu trocknen und aufzubewahren. Interessant ist, dass Baobabblätter weder in Indien noch auf Madagaskar als Lebensmittel verwendet werden.

Besonders in der Sahelzone werden die Blätter des Baobabs auch für Ziegen als Tierfutter verwendet. Untersuchungen zeigen, dass wegen des hohen Tanningehaltes die Zufütterung mit Baobabblättern auf 30 Prozent der Gesamtfuttermenge begrenzt werden sollte und die Blätter nur zu etwa 50 Prozent verdaut werden.

Im Allgemeinen werden die Blätter an der Sonne getrocknet und entweder als ganzes Blatt oder zu einem feinen Pulver zerstoßen und gesiebt gelagert. Wissenschaftliche Studien belegen, dass die Trocknung im Schatten und die Lagerung als ganzes Blatt wesentlich mehr Inhaltsstoffe intakt lassen als die Trocknung unter der Sonne Afrikas und das Zermahlen. Das Blattpulver heißt in vielen afrikanischen Ländern *lalo* und dient in Trockenzeiten als gehaltvolle Nahrungsreserve. In Nigeria kocht man die gemahlenen Blätter in Salzwasser oder mit Pottasche.

In der Volksmedizin werden Baobabblätter bei Bauchschmerzen, Durchfall, Magenverstimmungen, Amöbenruhr, Entzündungen und Verletzungen eingesetzt. Untersuchungen bestätigen diese Wirkung. Flavonoide sowie Antioxidanzien wie Vitamin A bzw. Provitamin A, Vitamin E und Vitamin C werden zum Beispiel dafür verantwortlich gemacht, die empfindliche Magenschleimhaut zu schützen. Äußerlich wird in Afrika und Sri Lanka ein Brei aus jungen zerkleinerten Blättern bei schmerzhaften Schwellungen empfohlen.

Die getrockneten Blätter werden als Tonikum oder Stärkungsmittel verwendet sowie als Heilmittel gegen Asthma, bei Erkrankungen der Harnwege und Parasitenbefall, unter anderem durch Guineawürmer bzw. Medinawürmer, die durch Kleinkrebse übertragen werden. Die Blätter sind auch bekannt zur Behandlung von Insektenstichen, da sie als Antihistaminikum antiallergische, juckreizstillende und entzündungshemmende Eigenschaften aufweisen. Auch bei Entzündungen der Augen oder Ohren werden sie angewendet. In der indischen Medizin werden pulverisierte Blätter bei exzessiver Schweißbildung verabreicht sowie bei Krämpfen und als Schmerzmittel. Auch werden Baobabblätter als fiebersenkendes Mittel verschrieben und gelten als stopfende, schleimlösende und zusammenziehende Arznei.

## Die Wurzel

Die Wurzeln werden als wohlschmeckendes Gemüse gekocht, vor allem in Zeiten von Nahrungsmittelknappheit. Die Aborigenes kauen die Wurzeln aus, um sich mit Flüssigkeit zu versorgen. Besonders die Pfeilwurzeln kleiner Schösslinge, die extra dafür angebaut werden, sollen Gourmetqualitäten besitzen. Auch in der Volksmedizin spielt die Baobabwurzel eine Rolle. In Sierra Leone wird ein Wurzelauszug als Stimulanz für sexuelle Aktivität verwendet, also als Aphrodisiakum. Das aus der Wurzel gewonnene Pulver wird mit Öl oder Wasser zu einer Creme verarbeitet und gilt in vielen afrikanischen Ländern als Tonikum oder Stärkungsmittel für Malariakranke. In Sambia und einigen weiteren Ländern stellt man einen Sud aus der Wurzel her und badet Kinder und Babys darin, um ihre Haut weicher und glatter zu machen. Die Wurzel- und auch die Baumrinde gelten als Ersatzstoff für Chinin. Die Auszüge dafür werden einen ganzen Tag lang gekocht. Ihre häufigste Anwendung gilt bei Fieber, das im Zusammenhang mit Durchfallerkrankungen oder Malaria auftritt. Außerdem werden aus der Wurzelrinde Fasern zur Herstellung von Seilen gewonnen.

## Die Rinde

In Afrika ist die Rinde des Baobabbaums Bestandteil vieler volksmedizinischer Anwendungen. Sie ist reich an schleimbildenden Stoffen und wird zur Behandlung von Entzündungen des Darmtraktes verwendet wie Colitis Ulcerosa, Reizdarm und Morbus Crohn. Wird die Rinde angeritzt, tritt eine gummiartige, halbflüssige, weiße, geschmacks- und geruchslose Flüssigkeit aus, die zur Reinigung von Wunden und zur Behandlung von Geschwüren verwendet wird. Im Osten Afrikas nutzt man die Rinde als Ersatz für das Herzmittel Strophantin. Auch in Indien wird die Rinde in der traditionellen Medizin verwendet, zum Beispiel gegen Menstruationsschmerzen und Fieber.

Die Fasern aus der inneren Rinde sind sehr lang und stark und werden zur Herstellung von Seilen, Körben, Fischernetzen und auch zum Weben benutzt sowie zur Herstellung von Packpapier und als Saiten von Musikinstrumenten. Aus der grünen inneren Rinde des Baumes, in der während der blattlosen Zeit die Photosynthese stattfindet, wird in Ostafrika ein grüner Farbstoff gewonnen.

Die getrockneten und zermahlenen Blätter, die fermentierten Samen und die pulverisierte Rinde werden in vielen Gegenden Afrikas als Gewürz und Geschmacksverstärker genutzt.

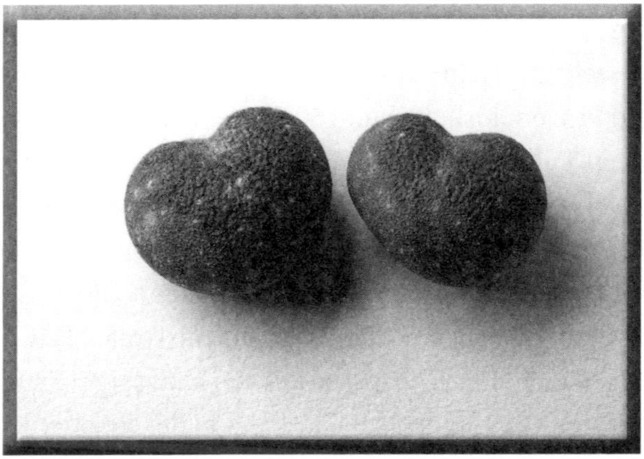

# Die Vorzüge von Baobab in Kürze

## Die Frucht

Einzigartig: Das Fruchtfleisch wird von Natur aus am Baum getrocknet. Daher braucht es keine Nachbearbeitung und die Vitalstoffe bleiben so unverfälscht erhalten. Nur noch die mechanische Trennung von Fruchtfleisch und Samen ist nötig. Baobabfruchtfleisch besteht zur Hälfte aus Ballaststoffen, die im idealen Verhältnis von 50 Prozent löslichen und 50 Prozent unlöslichen vorliegen. Es stellt ein Füllhorn an Nährstoffen dar, ist eine Vitaminbombe und reich an Mineralstoffen. Zudem enthält es das komplette und optimale Aminosäureprofil einschließlich aller acht essenziellen Aminosäuren. Weitere Vorzüge sind die hohe Bioverfügbarkeit und die synergetischen Effekte der Inhaltsstoffe. Das Baobabfruchtfleisch eignet sich als gesundes Nahrungsergänzungsmittel, als Bestandteil von Functional Food und in der Kosmetik.

### Positive Gesundheitseffekte

- starkes Antioxidanz (Vitamin C, Bioflavonoide, Alpha-Linolensäure, Provitamin A, Polyphenole)
- sehr gute Ballaststoffquelle, die löslichen wirken prebiotisch
- fördert eine optimale Verdauung
- reich an Mikronährstoffen (Vitamine C, A, B1, B6), bioverfügbarem Kalzium, Eisen, Magnesium, Mangan, Kalium, Zink, Phosphor, Aminosäuren, Glukose, Polysacchariden und Fruktose
- wirkt antiviral, antibiotisch, schmerzlindernd, fiebersenkend, gegen Verstopfung und Durchfall
- entzündungshemmende Wirkung (zum Beispiel bei Arthrose): 500 Milligramm Baobabfruchtfleisch pro Kilogramm Körpergewicht sind genauso wirksam wie 15 Milligramm Phenylbutazon und 50 Milligramm Acetylsalicylsäure (ASS)
- stärkt das Immunsystem zum Beispiel mit Kalzium, Vitamin B1, Vitamin B6 und Vitamin C
- blutzuckerausgleichend, beugt Diabetes II vor

## Anwendungsschwerpunkte

- Energiespender, oft mit Sofortwirkung
- Prebiotikum zum Aufbau einer gesunden Darmflora
- Mittel bei aller Art von Verdauungsproblemen von Durchfall bis Verstopfung
- hervorragende Quelle von Ballaststoffen in Produkten für Gewichtsmanagement
- ideale Kalziumquelle zur Osteoporoseprophylaxe
- Kosmetikum von innen und außen
- Fitnessprodukt für sportlich Aktive und Leistungssportler für Ausdauer, konstanten Blutzuckerspiegel und Muskelaufbau
- Diabetesprophylaxe und Mittel zur Stabilisierung des Blutzuckerspiegels auch nach kohlenhydrathaltigen Mahlzeiten
- Prophylaxe von Hautschäden durch UV-Licht

# Die Samen und das Samenöl

Das extrahierte Öl hat eine feuchtigkeitsspendende und verjüngende Wirkung als Hautpflege und sorgt für glänzendes Haar. Auffallend ist seine chemische Stabilität aufgrund der Fettsäurezusammensetzung und der hohen Konzentration von Antioxidanzien. Damit ist Baobaböl zwischen 2 und 5 Jahren haltbar und bestens geeignet zur Stabilisierung von ungesättigten Fettsäuren, mit denen es sich gut vermischt. Es enthält zahlreiche sekundäre Pflanzenstoffe mit antioxidativer Wirkung: zum Beispiel Beta-Sitosterol, Delta-7-Avenasterol, Campesterol, Stigmasterol, Linol- und Linolensäure („Vitamin F"). Sein Gehalt an Betacarotin oder Provitamin A ist doppelt so hoch wie der von Palmöl und 7-mal so hoch wie beim Maisöl. Ideal ist das Verhältnis der essenziellen Fettsäuren Omega-3, Omega-6 und Omega-9 zueinander.

## Die Blätter

Sie sind ähnlich vitalstoffreich wie Baobabfruchtpulver und enthalten Tannine, Vitamin C, Eisen, Betacarotin, das vollständige Aminosäureprofil, Kalium und Catechine mit antioxidativem Potenzial.

## Die Rinde

Die Rinde enthält zahlreiche Flavonoide oder Pflanzenbegleitstoffe. Sie war lange Zeit in Europa unter dem Namen „Cortex cael Cedra" als fiebersenkendes Mittel in Gebrauch. Als Wirkstoffe finden sich in der Rinde unter anderem lösliches und unlösliches Tannin, Beta-Sitosterin und verschiedene Gummiarten sowie Adansonin mit der Formel C48H36O33, das als aktives Prinzip für die Behandlung von Malaria und Fieber angesehen wird (Sidibe/Williams 2002, S. 46).

### Das Positive an Baobab auf einen Blick

- Völlig natürlich aus Wildwuchs.
- Seit Jahrmillionen genetisch unverändert, ursprünglich und züchterisch nicht bearbeitet.
- Ressourcenschonend, der Baum und sein Ökosystem werden intakt gelassen.
- Durch die wirtschaftliche Nachfrage nach Baobabprodukten wächst die Wertschätzung der Bäume in den Herkunftsländern.
- Ein Beitrag zur Entwicklung afrikanischer Länder: Kleinbauern können so ein regelmäßiges Einkommen erzielen.
- Sicherheit und Wirksamkeit sind belegt durch zahlreiche wissenschaftliche Studien und jahrhundertelange Erfahrung in der Ethnomedizin.

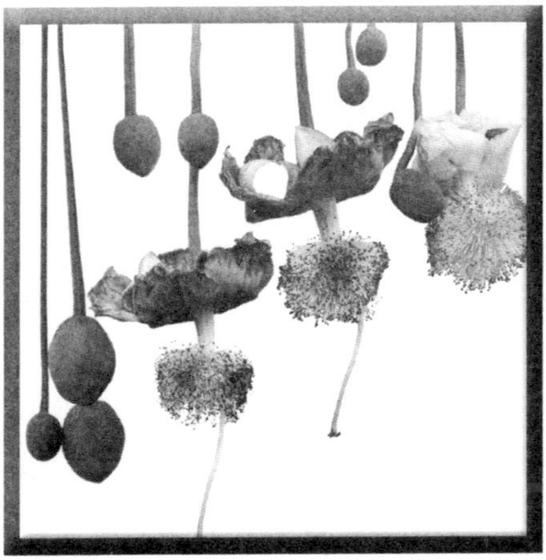

# Baobab – ein botanisches Wunder

*„Ich glaube nicht, dass man jemals irgendwo auf der Welt dergleichen gesehen hat.“*

(MICHAEL ADANSON, 1757)

Der Baobab gehört nicht nur zu den ältesten und kraftvollsten Pflanzen der Welt, sondern auch zu den faszinierendsten. Er ist DAS Symbol Afrikas, ein pan-afrikanisches Zeichen für Langlebigkeit, Größe, Widerstandskraft, Stärke und Inspiration. Überall in Afrika betrachten die indigenen Völker den Baobabbaum mit Ehrerbietung. Auch und gerade für den Menschen der heutigen Zeit, der sich oft in der Rast- und Orientierungslosigkeit der modernen Welt verloren fühlt, sind seine Qualitäten ein Geschenk. Jeder, der sich mit Baobab beschäftigt, erliegt über kurz oder lang dem Zauber dieses Baumriesen und bleibt nicht unberührt von seiner Wirkung auf unsere Seele.

Heute ist viel von Resilienz die Rede, Widerstandsfähigkeit auch unter widrigen Bedingungen. Auch dafür ist der Baobab ein Symbol. Kein anderer Baum wächst in so unterschiedlichen Klimazonen mit Niederschlägen zwischen 200 und 2000 Millimetern pro Jahr. Kaum ein anderer Baum toleriert so unterschiedliche Böden, von salzig über sandig bis felsig. Nur wenige Bäume haben so effektive Überlebensstrategien auch in größter Hitze und Trockenheit entwickelt und so fantasievolle Wege der Befruchtung und Vermehrung. Diese Resilienz gibt der Baobab an uns weiter, wenn wir sein Fruchtpulver essen, unter seinen starken Armen meditieren oder uns einfach ein paar Bilder von diesem Baumgiganten anschauen.

Baobabs gehören zur Familie der Malvengewächse und der Unterfamilie der Wollbaumgewächse oder Bombacoideae. Zu den Wollbaumgewächsen gehören 16 Gattungen mit 120 Arten. Es handelt sich um große, markante und oft bizarr wachsende Laubbäume. Von den acht Baobabarten wächst eine ursprünglich in Afrika in semiariden Gegenden südlich der Sahara und eine ist in Australien endemisch. Alle sechs endemischen Arten auf Madagaskar stehen auf der „roten Liste“, sind also in ihrem Bestand gefährdet. Die gewaltigen Stämme der Baobabbäume sind entweder konisch geformt, zylindrisch oder flaschenförmig. Ihre Baumkronen sind kompakt. Wenn Sie sich einen täuschend echt aussehenden Baobab anschauen wollen, müssen Sie in den Opel-Zoo nach Frankfurt am Main. Dort steht eine Attrappe, vom Künstler Uwe Thürnau aus Stahl und Beton erschaffen. Besucher fragten die Wärter schon, wann denn der Baum endlich Blätter bekäme.

## Die Blätter

Der Baobabbaum trägt nur etwa vier Monate im Jahr Blätter und kann bis zu fünfzehn Monate blattlos bleiben. Bei kleinen Baobabschösslingen sind die Blätter zweipaarig angeordnet und einfach gegliedert wie die Blätter der Kirsche. Die erwachsenen Bäume haben spiralförmig an den Zweigen angeordnete Blätter, die oft ledrig und behaart sowie meistens gefiedert sind. Sie sehen aus wie die Finger einer Hand, ähnlich wie Kastanienblätter, mit fünf bis elf gestielten Blättchen, die spitz zulaufen. In Mali werden Baobabs wegen ihrer Blätter gesät. Die erste Ernte kann bei guter Pflege – Dünger, zwei Mal täglich wässern – schon vier Wochen nach der Keimung erfolgen. Ein Baum kann Tausende und Abertausende von Blättern hervorbringen.

## Die Blüten

Es gibt kaum eine größere oder schönere Blüte als die des Baobabaums. Entfernt vergleichen lässt sie sich mit der Blüte des afrikanischen Tulpenbaums, der auch auf Teneriffa zu bewundern ist, und dessen große scharlachrote Blüten in ihrer Form an Tulpen erinnern. Zwischen acht (in Westafrika) und dreiundzwanzig Jahren (in Ostafrika) braucht ein Affenbrotbaum, bevor er die ersten glänzenden, cremeweißen Blüten hervorbringt, die in ihrer Mitte bis zu 1100 purpurne Staubblätter tragen, welche an weichhaarige Rasierpinsel erinnern. Die Blüten hängen an Blütenstielen, die bis zu einem Meter lang werden, und sind zunächst fest geschlossen. Die Blütenbecher sind außen geschuppt, die Fruchtblätter zu einem Fruchtknoten verwachsen. Bevor sich eine Baobabknospe öffnet, zieht sie sich zusammen zur Größe eines Golfballs. In nur einer halben Stunde erwacht sie dann zur vollen Blüte. Obwohl ihre Blüten zwittrig sind – mit männlichen und weiblichen Blütenorganen – bestäuben Baobabbäume sich nur selten selbst. Der Samen eines anderen Baobabexemplars wandert nämlich schneller runter zum weiblichen Fruchtblatt als der Pollen des Baums, auf dem die Blüte sitzt.

Die Blütezeit beginnt oft schon, bevor der große Regen ein- oder zweimal im Jahr einsetzt. Meistens entwickeln sich zunächst die Blätter und dann fängt der Baum im Oktober oder November an zu blühen. Es gibt aber auch Baobabs, die sich nicht an diesen Rhythmus halten und deren nackte Zweige voller Blüten sind. Einzelne Blüten kann man das ganze Jahr über finden. So habe ich im August 2014 im Kibbuz Ein Gedi am Toten Meer unter einem der riesigen Baobabs meditiert. Der Baum war grün und einzelne Blüten und Früchte waren zu sehen. Eine kleine Frucht habe ich mir gepflückt, sie liegt jetzt getrocknet auf meinem Schreibtisch.

Baobabblüten der Sorte *Adansonia digitata* sind nur für rund 18 Stunden geöffnet. Sie platzen am frühen Abend auf und warten dann auf nachtaktive Befruchter. Das sind hauptsächlich Fledermäuse und Flughunde, die eine Körperlänge von 25 und eine Flügelspannweite von bis zu 75 Zentimetern erreichen können. Für unsere Nasen sind die Blüten alles andere als wohlduftend. Sie riechen ätzend oder nach Schwefel, wie etwas, das verdirbt, etwa wie verfaulte Wassermelone oder Schweißfüße. Allerdings zieht gerade dieser Geruch Flughunde magisch an. Die Blüten sind robust genug, dass die Fledermäuse an ihnen hängen können, um Pollen zu fressen und Nektar aufzusaugen. Sie landen auf dem Tellerrand der Blüten, halten sich dort mit ihren Krallen fest und lecken mit ihren langen Zungen den süßen Nektar heraus. Da die

Blüten an den Enden der Zweige wachsen, können sich die Befruchter nicht im Astwerk verheddern. Wenn die Baobabs blühen, sind in der Regel keine Früchte reif als Futter. Deshalb sind dann ihre Blüten für Fledermäuse so attraktiv. Zwei Sorten bilden die Hauptbestäuber: der Palmflughund, der 200 Kilometer weit fliegt, um Futter zu finden, und der Nilflughund, der zur Orientierung sogar ein Echolotsystem entwickelt hat. Da auf einem Baum nicht alle Blüten in derselben Nacht aufgehen, sondern über einen Zeitraum von etwas sechs Wochen, fliegen die Flughunde von einem Baum zum nächsten und sorgen so für Kreuzbestäubung, was dem Erhalt der genetischen Vielfalt dient.

Auch nachtaktive Buschbabys, die zu den kleinen Halbaffen gehören, bestäuben Baobabblüten. Die großäugigen und langschwänzigen Buschbewohner quietschen beim Nektarschlürfen wie Menschenbabys, was ihnen ihren Namen eintrug. Sie sind aber zu wenig verbreitet, als dass sie eine größere Rolle als Pollenüberbringer spielen könnten. Schon am Morgen nach der nächtlichen Blüte verfärben sich die Blütenblätter dunkel und fallen zu Boden. War die Befruchtung erfolgreich, wird der Fruchtknoten schnell größer.

## Die Früchte und die Samen

Die Früchte des Baobabbaums können länglich oval oder eiförmig sein und erreichen eine beachtliche Größe. Ein ausgewachsener Baobabbaum kann etwa 300 Früchte tragen und mehr als 30 Kilogramm Fruchtfleisch pro Jahr erzeugen. Weil die Früchte annähernd die Form von Ratten haben, wie diese pelzig behaart sind und an langen, schnurähnlichen Stielen hinunterhängen, nennen die Engländer den Baobab aus Spaß *dead-rat-tree* (Tote-Ratten-Baum). Die Früchte gelten als Sammelbeeren, ähnlich wie die Cherimoya. Beim afrikanischen Baobabbaum, um den es in diesem Buch vorrangig geht, öffnen sich die Früchte erst, wenn sie vom Baum fallen, während sie sich beim australischen Baobab spontan schon am Baum öffnen. Die meisten Früchte sind zwischen 20 und 25 Zentimeter lang. Große Früchte können bis zu 2 Kilogramm wiegen, bis zu 50 Zentimeter lang werden und mehr als 400 Samen enthalten.

Junge, unreife Früchte sehen aus wie grüne Pflaumen, dann wie Äpfel, bevor sie immer mehr ihre endgültige Form annehmen und aussehen wie Zucchini oder Kürbisse. Rubert Watson vergleicht die mit samtigen Haaren bedeckte Fruchtkapsel mit einem „gigantischen Komma" oder einem „menschlichen Fötus", ähnlich geformt wie die herz- oder nierenförmigen Samen, die sie enthalten. Eingebettet sind diese in braune Faserstoffe und Vitamin-C-reiches Harz, welche die Samen mit Nährstoffen versorgt haben. Die Samen sind 10 bis 15 Millimeter lang und ihr weiches Inneres schmeckt nach Nüssen.

Wenn die Fruchtkapseln am Boden verrotten, werden sie sofort von Ameisen oder Termiten und Käfern bevölkert, die Erde und Feuchtigkeit hineintragen und so ideale Voraussetzungen für die Keimung der Samen schaffen.

Zur Verbreitung der Samen tragen hauptsächlich Paviane bei, welche ganze Bäume plündern und die Früchte vor Ort samt Samen fressen oder sich mit einer Frucht in die Umgebung zurückziehen. Die Samen sind nach der Ausscheidung noch gut zu erkennen, der Affenkot bietet einen guten Dünger für den Start. Weil Affen ihn so sehr lieben, heißt der Baobab auch „Affenbrotbaum".

Da der Bevölkerungsdruck in Afrika steigt und die Felder immer kleiner werden, werden Paviane als Nahrungskonkurrenten von Farmern gejagt. Damit verringert sich eine Möglichkeit der Verteilung der Baobabsamen. Auf Madagaskar wurden bereits Elefantenvögel und Riesenlemuren ausgerottet, die dortigen Hauptverbreiter der Samen des Affenbrotbaums.

## Ein Baum entsteht

Warum Paviane die idealen Vermehrer der Baobabbäume sind, wird klar, wenn man überlegt, dass das saure Milieu des Verdauungssystems der Affen die Samenhülle aufweicht und gleichzeitig alle Insekten abtötet, die sonst dem Samen geschadet hätten. Von den 30.000 Samen, die ein großer Baobabbaum jährlich produziert, erreichen nur etwa 5 Prozent das Keimstadium, davon überstehen wiederum circa 5 Prozent Wildfrass und Trockenheit. Somit bleiben am Ende nur rund 75 Bäume. Einer von diesen jungen Baobabs muss überleben, um den Bestand der Art zu sichern. Baobabs haben viele Feinde: unter anderem Antilopen, Ziegen, Kühe, Feuer, extreme Trockenheit. Reife Baobabs speichern so viel Flüssigkeit in ihrem Stamm, dass sie ein Buschfeuer überleben können. Anders sieht es aus bei jungen Baobabs mit schlanken Stämmen.

Wenn Baobabs in Gegenden wachsen, in denen es zwei Regenzeiten gibt, wachsen sie sehr schnell. Nach zwei Jahren können sie schon 1 Meter hoch sein und mit zwanzig Jahren sogar rund 10 Meter hoch. In den ersten drei Jahren stehen die Zweige der Baobabbäumchen horizontal ab, bevor sie sich später nach oben recken. Die Stämme der Baobabbäume sind meist grau oder graubraun wie eine Elefantenhaut. Es gibt aber auch Bäume, die rosa gefärbt sind. Die Rinde ist meist glänzend, kann aber bei alten Bäumen auch matt wie Stein aussehen. Das erste Mal blüht und fruchtet ein Baobabbaum meist zwischen dem zwanzigsten und dreißigsten Lebensjahr, im Westen Afrikas auch früher.

Der Baobabbaum trägt nur während der Regenzeit Blätter, rund vier Monate im Jahr. Die meiste Zeit ist er kahl, um den massiven Wasserverlust zu begrenzen, der durch Verdunstung über Spaltöffnungen in den Blättern entsteht. Der Motor für das Wachstum von Pflanzen ist die Photosynthese, bei der mit Hilfe des grünen Chlorophylls in den Blättern Kohlendioxid und Wasser in Zucker und Sauerstoff verwandelt werden. Doch wie kann der Baobab immer weiter wachsen, in die Länge und in die Breite, ohne Photosynthese in den Blättern? Direkt unter seiner äußeren Rinde, die leicht mit dem Fingernagel abzukratzen ist, liegt eine hellgrüne Rindenschicht. Hier befindet sich das Chlorophyll, das dem Baum auch in der Trockenzeit zur Photosynthese verhilft. Man nimmt zudem an, dass der Baobab – wie andere Pflanzen auch – Sonnenenergie direkt durch seinen Stamm und seine Äste aufnimmt.

Durch ihr gewaltiges Wurzelwerk – die Ausmaße erreichen das Dreifache der Baumkrone – ziehen Baobabs ständig Wasser aus dem Boden. Trotz seiner gewaltigen Ausmaße ist der Affenbrotbaum ein Flachwurzler, seine Wurzeln reichen nur bis zu 1,80 Meter in das Erdreich, dafür kann sich die Wurzelmasse über einige hundert Quadratmeter erstrecken. Schon nach vier Monaten lässt der Baum die Blätter fallen, um Wasser zu sparen. Eine noch ungewöhnlichere Strategie hat der Baobab entwickelt, um Wasser zu speichern. Er lagert es in seinem Holz ein. Damit ist der Affenbrotbaum eine Sukkulente, ähnlich wie die Wüstenrose. Und zwar die größte Sukkulente der Welt! Das Wort „Sukkulente" kommt aus dem Lateinischen, *sucus* heißt „Saft". Die Wasserspeicherkapazität des Baumes ist enorm: bis zu 140.000 Liter – das sind 800 Badewannen voll! – kann er in seinem dicken Stamm speichern, der daher auch seine Form verändert und seinen Umfang, je nachdem, ob gerade Regenzeit ist oder nicht. Frisch gefällte Baobabbäume kommen pro Kubikmeter auf 840 Kilogramm Wasser. Ist das Holz getrocknet, bringt es nur noch rund 200 Kilogramm pro Kubikmeter auf die Waage (vgl. R. Watson S. 77).

Sein hoher Wasser- und Mineraliengehalt macht den Baobabbaum attraktiv für Elefanten, die ihn mit ihren Stoßzähnen entrinden und tiefe Löcher ins Holz stoßen, um Stücke aus seinem Stamm herauszumeißeln bis er schlimmstenfalls kollabiert. Manches Mal hat ein Baobab dabei den Elefanten unter sich begraben.

Auf der anderen Seite brennt dieses feuchte Holz nicht. Es ist auch ungeeignet für die Herstellung von Möbeln. Viele alte Baobabbäume sind innen hohl, lange, bevor sie sterben. Der Stammumfang beträgt bis zu 25 Meter – in Einzelfällen bis 32 – und ist oft größer als die Höhe. Mit 15 Metern Höhe ist ein Baobab ein großer Baum, mit 20 Metern ungewöhnlich groß und selten werden Bäume mehr als 25 Meter hoch. Ein Baum kann Hunderte von Jahren alt werden, eventuell mehr als tausend. Weil fast alle alten Baobabbäume in der Mitte hohl sind oder große Hohlräume aufweisen, ist eine Zählung der Jahresringe schwierig. Das genaue Alter kann nur durch Radiokarbondatierung bestimmt werden. Auf die Dauer ist es fürs flache Wurzelsystem zu strapaziös, einen solch dicken Stamm mit all seinen Ästen und Zweigen zu tragen. Ist er alt und strapaziert, kann der Baum anfällig für Pilzerkrankungen werden. Entweder brechen Äste ab oder das Wurzelsystem kann den Baum nicht mehr im Boden verankern und der ganze Baum fällt um. Aus dem toten Baumstamm wachsen oft neue Triebe. Hat das Wurzelsystem aber zu wenig Kontakt zum Stamm, zerfällt der Baum in kürzester Zeit und verkompostiert.

Erstaunlich ist die Resilienz oder Widerstandsfähigkeit des Baumes bei Verletzungen. Verletzte Stämme heilen für gewöhnlich, indem die umgebende Borke wächst, um die offene Stelle zu verschließen, wie auch die menschliche Haut Wunden heilt. Viele Afrikaner entrinden Baobabs etwa alle vier Jahre und verwerten die Rinde für Seile und Medizin. Jeder andere Baum, bis auf die Korkeiche, würde sterben, nicht so der Affenbrotbaum. Oft sehen die Bäume nach erfolgreicher Heilung so aus, als wären sie von Natur aus so gewachsen.

In den Höhlen der Bäume ziehen Hyänen ihre Jungen auf. Tagsüber bieten Baobabs Leoparden Schatten und Ruheplätze. Elan-Antilopen, auch Eland genannt, fressen die Blüten und Früchte, während Giraffen die jungen Blätter mögen. Es gibt einen Baobabgecko, der auf und unter der Baobabrinde lebt. Ein Baobabbaum ist Heimstätte für Schlangen und andere Reptilien, für Vögel, Affen und Insekten. Baobabs sind die dicksten und ältesten Bäume Afrikas. Und das in einer so trockenen und unwirtlichen Umgebung. Und sicherlich sind sie auch die majestätischsten. Wenn man einen alten Baobabbaum betrachtet, wird man erfasst von Bewunderung und Staunen über einen solch uralten Giganten. Oft steht in der Mitte eines Dorfs ein mehr als Tausend Jahre alter Baobab, unter dem die Ratsversammlungen tagen. Dieser Baum, der mit all seinen Teilen für den Menschen nützlich ist, besitzt die Aura von Weisheit, Freundlichkeit und Großzügigkeit.

## Baobab zum Eigenanbau

*„Wer einen Baum pflanzt, pflanzt damit Hoffnung."*

(LUCY LARCOM, 19. JH.)

*„Die beste Zeit, einen Baum zu pflanzen, war vor 20 Jahren. Die nächstbeste Zeit ist jetzt."*

(SPRICHWORT AUS UGANDA)

Wenn Sie an den „kleinen Prinzen" denken, möchten Sie auf Ihrem „kleinen Planeten" sicherlich keinen Baobabbaum haben, der 20 Meter Umfang und eine Höhe von 25 Metern erreicht und damit Ihren Garten oder Ihre Wohnung sprengt. Keine Angst, der Affenbrotbaum wird in unseren Breiten eher ein kleines Zierbäumchen werden. Was er überhaupt nicht verträgt, ist Frost, schon einige Minusgrade machen ihm den Garaus. Daher ist er leider, wie auch Moringa oder Chia, für unser Klima nicht geschaffen und auch wenn man Samen zum Keimen bringt, kann man das Bäumchen nicht einfach nach draußen pflanzen. Schon vier Wochen nach dem Keimen können Sie Blätter ernten, zum Beispiel für *Lalo* (s. S. 151). Wer aber Früchte ernten will, muss viel Geduld aufbringen. Auch in der freien Wildbahn in Afrika oder Australien blühen und fruchten Baobabs erst nach acht bis dreißig Jahren.

Bei uns kann man Baobabs auf der Zimmerfensterbank ziehen, im beheizten Gewächshaus oder Wintergarten. Möchte man seinen Affenbrotbaum draußen genießen, kann man ihn im Sommer im Kübel in den Garten stellen wie andere nicht winterharte Pflanzen, zum Beispiel Oleander oder Schönmalve. Es gibt Pflanzenlampen, die in der dunklen Jahreszeit für genügend Licht und eine ausreichende Tageslichtlänge sorgen. Ich habe diese im Winter mit einer Zeitschaltuhr auf zwölf Stunden, von sechs bis achtzehn Uhr, programmiert.

Über einen Versand habe ich eine Baobabfrucht bekommen mit zahlreichen kleinen Samen darin. Zum Keimen sollte man sie in die Erde legen, in einem Topf aus Ton und nicht aus Plastik. Die Samen sind in Afrika im Boden mehrere Jahre lang keimfähig, sie ruhen zunächst und keimen dann bei günstigen Bedingungen. In einem Starter-Kit[1] wird empfohlen, die Samen 24 Stunden lang in zimmerwarmem Wasser einzuweichen. Die Anzuchterde soll feucht, aber nicht nass gehalten werden. Hier noch ein Tipp aus dem Internet[2], den ich mit Erfolg ausprobiert habe:

1. Papierstücke über die Samen auf die Topfoberfläche legen.
2. Papier anzünden und kurz brennen lassen.
3. Mit Wasser ablöschen und mit Asche so stehen lassen.

Achtung: Diese Methode nur draußen anwenden.

Beim Chatteilnehmer hatten die Samen anderthalb Jahre nicht gekeimt und mit dieser Behandlung stellte sich der Erfolg nach zwei bis drei Monaten ein. Bei mir dauerte die Keimung mit dieser Strategie nur zehn Tage!

Wenn die ersten Keimblättchen sich zeigen, muss man Geduld haben, weil das Hauptwachstum zunächst unterhalb der Erdoberfläche stattfindet. In der ersten Zeit sah mein Baboabbäumchen aus wie ein kleiner Kopfsalat. Nach zwei bis drei Monaten kann man die Pflänzchen umtopfen. Der Standort soll hell und warm sein,

Baobabs vertragen gut pralle Sonne. Die Erde sollte durchlässig, das heißt, nicht zu lehmig sein. Bei Staunässe können die Wurzeln faulen. Baobabs lieben eine gute Versorgung mit Nährstoffen und sollten während der Vegetationszeit alle vier Wochen mit Kompost oder organischem Dünger gedüngt werden.

Im Winter verliert der Baum seine Blätter. Er braucht dann kaum Feuchtigkeitszufuhr mehr, weil er genügend Wasser in seinem Stamm gespeichert hat. Überwintern kann man Baobabs zum Beispiel im Waschkeller (der sieht bei uns eher nach einem Gewächshaus aus wegen meiner vielen frostempfindlichen Pflanzen). Ein heller Standort ist für die Winterpause gut und alle vier Wochen sollte man ein wenig gießen, damit der Wurzelballen nicht komplett austrocknet.

Eine Teilnehmerin in einem meiner Reikiseminare wollte den I. Grad machen, um ihren grünen Daumen zu entwickeln, damit ihr Baobabbäumchen, das sie zum 40. Geburtstag geschenkt bekommen hatte, endlich wieder Blätter trüge. Ich erklärte ihr, dass Baobabs in ihrer Heimat neun bis zehn Monate im Jahr, bei Trockenheit sogar bis zu fünfzehn Monate blattlos sind. Sie ist jetzt wieder voller Zuversicht und trotzdem dankbar, das Reikiseminar gemacht zu haben, weil sie seither keine Schlafprobleme mehr hat.

Am Anfang sollte man das Bäumchen einen Monat lang alle zwei Tage wässern. Das wiederholt man in jedem Frühjahr, um das Wachstum anzuregen. Wenn es trocken ist und die Pflanze draußen steht, wässert man einmal die Woche. Baobabs können lange Zeit ohne Wasser auskommen, sie wachsen aber besser, wenn sie gut mit Flüssigkeit versorgt sind.

# Die Inhaltsstoffe und ihre Wirkungen

## Die Baobabfrucht: eine Symphonie der Nährstoffe

Jeder, der sich mit Baobab beschäftigt, ist erstaunt über die Menge von wertvollen Inhaltsstoffen in dieser Superfrucht und wie einzigartig sie für die menschlichen Bedürfnisse geschaffen ist. Die Bioverfügbarkeit der Nährstoffe in Baobab übertrifft die aller anderen Superfoods. Das „National Geographic Magazine" bezeichnete Baobab als „den Vitaminbaum". Kein Wunder, dass viele Hersteller von Nahrungsmitteln und Getränken überlegen, wie sie Baobab als Eckpfeiler zukünftiger Nahrungsmittel und Getränke integrieren können. In Großbritannien ist Baobab schon Mainstream, gibt es Produkte auf Baobabbasis nicht nur im Bioladen und im Versand, sondern auch schon in vielen Supermärkten. Bei YouTube und auf Twitter kann man sich einen Film der BBC anschauen. Der Sender interviewt Chris Dohse von „TreeCrops" über Baobab.

Naturerzeugnisse sind nicht mit isolierten Nahrungsergänzungen und erst recht nicht mit pharmazeutischen Produkten vergleichbar. Unser Körper ist an die ganze Pflanze angepasst, darauf ist er seit Jahrmillionen Jahren genetisch programmiert. Die Inhaltsstoffe von Pflanzen, bekannte und unbekannte, wirken durch ihre Wechselbeziehung miteinander und ihr einzigartiges Mischungsverhältnis synergetisch zusammen. Diese Wirkung kann kein isolierter oder gar chemisch nachgebauter Stoff erreichen. Das Ganze ist mehr als die Summe der Teile: Das trifft auch für Baobab zu. In diesem Nährstoffwunder ist zum Beispiel die Bioverfügbarkeit von Eisen und Kalzium durch ein optimales Phosphor-Kalzium-Verhältnis in der Kombination mit Vitamin C besonders gut.

Die Bioverfügbarkeit sagt aus, wie gut die Nährstoffe vom menschlichen Körper aufgenommen und absorbiert werden. Also, was tatsächlich in der Zelle ankommt. Die Affenbrotfrucht hat einen unglaublich hohen Wert von 220, das ergaben Analysen der Brunswick Laboratories 2014. Damit hat Baobab die bei weitem höchste Bioverfügbarkeit und stellt Acai-Beeren, Granatäpfel und Grapefruitkernextrakt weit in den Schatten, die nur zwischen 15 und 60 Punkte auf der Skala erreichten.

Was an dieser Frucht noch einzigartig ist: Die Trocknung hat der Baum selbst übernommen, indem er der Frucht während des Reifeprozesses die Feuchtigkeit entzieht. So braucht das Fruchtfleisch nur noch von den Kernen befreit und gemahlen werden. Man kann also von einem unverfälschten, kaum verarbeiteten Naturprodukt in Rohkostqualität sprechen: made by nature. Zudem wurde diese Frucht überhaupt noch nicht züchterisch bearbeitet, geschweige denn gentechnisch manipuliert. Seit Jahrmillionen wächst der Affenbrotbaum unverändert in den Savannen Afrikas, und die Menschen sind an ihn perfekt genetisch angepasst. Seine Früchte werden bis heute nur gesammelt, sie stammen aus Wildwuchs. Natürlicher und ursprünglicher geht es einfach nicht!

Ich möchte Sie einladen, es auszuprobieren: Was für einen Unterschied macht Baobab in Ihrer Lebensqualität, in Ihrer Vitalität, in Ihrer Lebensfreude? Superlebensmittel, so sehe ich es, sollten es schaffen, dass Sie sich super fühlen. Super fühlt man sich nur, wenn der Körper genug Vitalstoffe erhält und alle seine Bedürfnisse befriedigt sind. Da das Gehirn der größte Nährstoffkonsument ist – 20 Prozent der Vitalstoffe gehen auf sein Konto bei nur 4 Prozent des Körpergewichtes – merkt man die Wirkung von Superfoods deutlich im seelischen Befinden. Man ist belastbarer, kommt mit Stress besser klar, ist besser gelaunt, und leidet weniger unter Stimmungsschwankungen.

## Die Frucht

Die Frucht des Affenbrotbaums stellt eine Vollwertkost in Rohkostqualität dar, von Mutter Natur wertschonend getrocknet, lecker, vegan und voller gesunder Inhaltsstoffe. So sind Baobabfrüchte ein wahres Füllhorn an Vitalstoffen, eine Art Wundertüte, die genau dies konzentriert und von Natur aus reichlich enthält, was uns in unserer üblichen Nahrung fehlt, obwohl wir es dringend brauchen. Wir „verhungern" sozusagen an vollen Töpfen. Unsere Nahrung versorgt uns nur noch mit dem Nötigsten, aber nicht mehr mit dem, was wir für einen Zustand strahlender Gesundheit brauchen. Strahlende Gesundheit: das ist das tägliche Gefühl, vor lauter Lebensfreude und Energie die ganze Welt umarmen zu können (früher hätte man gesagt: Bäume ausreißen, aber davon gibt es nicht genügend). Wer ist schon dauerhaft in diesem Zustand? Die meisten denken, sie sind gesund, solange sie nicht (ernsthaft) krank sind. Professor Linus Paulig, Begründer der orthomolekularen Medizin, sagte: „Orthomolekulare Medizin ist die Behandlung von Krankheiten durch Veränderung der Konzentration von Substanzen im menschlichen Körper, die normalerweise im Körper vorhanden und für die Gesundheit erforderlich sind." Diese Aussage gewinnt angesichts des dramatischen Rückgangs der Vitalstoffe in unserer Nahrung bei gleichzeitig erhöhtem Bedarf aufgrund von Umweltgiften und chronischem Stress noch an Brisanz.

Wenn man eine Baobabfrucht öffnet, rieselt einem schon das trockene Fruchtpulver entgegen. Seine Farbe ist rosa bis cremefarben. Im Inneren der Frucht finden sich zudem trockene Stückchen Fruchtpulver, die eine kreideähnliche Konsistenz haben. Diese kann man lutschen und stößt so auf die kleinen Kerne, die man aufheben kann zum Selbstziehen von kleinen Baobabs oder man macht daraus Baobabkaffee, das Rezept dafür finden Sie im Rezeptteil (s. S. 185). Das Fruchtfleisch schmeckt – genau wie das

Fruchtfleischmehl, was man kaufen kann – angenehm erfrischend süß-säuerlich, meine Tochter fühlt sich an den Geschmack von Grapefruit erinnert.

Die Baobabfrucht enthält vierzehn (!) wichtige Vitamine und Mineralstoffe. Das Fruchtfleisch stellt ein Lebensmittel mit sehr hoher Nährstoffdichte dar. Besonders hervorzuheben sind die komplexen Kohlenhydrate, die hohe Konzentration von wertvollem Kalzium, der sehr hohe Anteil von Vitamin B1 (Thiamin), Vitamin B3 (Niacin) und Vitamin C (Ascorbinsäure). Das Fruchtfleisch stellt auch eine sehr gute Quelle von Protein dar mit einem ausgewogenen Aminosäureprofil einschließlich aller acht essenziellen Aminosäuren und der meisten nicht-essenziellen. Etwa 5 Prozent der Pulpe besteht aus Eiweiß. Hier finden sich außerdem Saponine, Sterole, Triterpene, Tannine, Kohlenhydrate und Glykoside (Ramadan et al. 1994). Darüber hinaus sind auch organische Säuren wie Tartar- oder Apfelsäure sowie Schleimstoffe enthalten. Es gibt keine Stoffe im Fruchtfleisch, die der menschlichen Ernährung abträglich wären, außer minimale Mengen von Blausäure, die so gering sind, dass man nach G. E. Wickens (1982) mindestens zehn Früchte zu einer Mahlzeit essen müsste, um seine Gesundheit zu gefährden. Blausäure findet man übrigens auch in Apfelkernen und Mandeln.

Der Gehalt von gesunden Ballaststoffen liegt bei 45 bis 50 Prozent bei einer idealen Kombination von 50 Prozent löslichen zu 50 Prozent unlöslichen Faserstoffen. Darunter findet sich viel Pektin.

Baobabfrüchte enthalten besonders viel Vitamin B1 (Thiamin) und Vitamin C (Ascorbinsäure). Außerdem findet man Vitamin B2 (Riboflavin), Vitamin B6 (Pyridoxin), Vitamin B3 (Niacin) sowie Provitamin A (Betacarotin), allerdings ist die Betacarotinkonzentration in den Blättern wesentlich höher.

Baobabfruchtfleisch besteht zudem aus Fettsäuren und ist eine exzellente Quelle von Alpha-Linolensäure, Ölsäure und Linolsäure, so „Phyto Trade“ in ihrem Antrag auf EU-Zulassung. Da das Provitamin A in Kombination schon mit einer kleinen Fettmenge viel besser vom Körper aufgenommen wird, ist besonders positiv hervorzuheben, dass die Baobabfrucht beides enthält.

Ihr Anteil an Antioxidantien zum Schutz der Zellen und zur Vorbeugung von Infektionskrankheiten übertrifft den jeder andere bisher erforschten Frucht. Baobab bietet auch eine reichhaltige Quelle von Polyphenolen, sekundären Pflanzenstoffen, die ebenfalls als starke Antioxidanzien vor Krebs und anderen Krankheiten schützen. Sie helfen außerdem, den Blutzuckerspiegel stabil zu halten und beugen damit der Volkskrankheit Diabetes vor. Zu den Polyphenolen in Baobab gehören Ellagsäure und Catechine.

Die Baobabfrucht ist ein besonders hochwertiger Lieferant von Kalium, das für eine normale Muskelfunktion sowie das Säure-Basen-Gleichgewicht unentbehrlich ist.

Affenbrotbaumfrüchte weisen zudem viel Zink, Kalzium, Magnesium und Eisen auf. Gleichzeitig enthalten sie wertvolle Fruchtsäuren wie Bernsteinsäure, Tartarsäure und Apfelsäure, die das Säure-Basen-Gleichgewicht fördern und den Darm reinigen.

Die hohe Nährstoffdichte von Baobab ist im Vergleich zu anderen Früchten auffallend und eine Seltenheit. Besonders wichtig sind ihre Bestandteile fürs Immunsystem, aber auch für Nerven und Psyche. So sorgt die Frucht des Affenbrotbaums für ein verbessertes Wohlbefinden, ein starkes Abwehrsystem, eine gesunde Verdauung und ein hohes Energieniveau.

Die Analysen der Inhaltsstoffe unterscheiden sich zum Teil beträchtlich, weil es sich um ein Naturprodukt handelt. In Zukunft werden sicherlich Bäume gezielt durch Stecklinge vermehrt, welche eine besonders hohe Nährstoffdichte aufweisen.

## Inhaltsstoffe pro 100 Gramm Baobabfruchtfleisch

(Wenn nicht anders angegeben, berufen sich die Angaben auf die Analyse von Manfredini et al. [2002])

Rohprotein 5,1 Gramm
Fett 0,2 Gramm (hauptsächlich Linolsäure, aber auch Ölsäure und Alpha-Linolensäure)
Ballaststoffe 44 Gramm

**Aminosäuren**

*Essenzielle Aminosäuren*
Isoleucin 10,73 Milligramm
Leucin 8,41 Milligramm
Lysin 14,62 Milligramm
Methionin 4,92 Milligramm
Phenylalanin 4,4 Milligramm (Osman 2004)
Threonin 2,96 Milligramm
Tryptophan 1,49 Milligramm
Valin 1,62 Milligramm

*Nicht-essenzielle Aminosäuren*
Alanin 3,3 Milligramm
Arginin 6,04 Milligramm
Asparaginsäure 6,4 Milligramm (Osman 2004)
Glutaminsäure 6,5 Milligramm (Osman 2004)
Glycin 2,9 Milligramm (Osman 2004)
Histidin 2,71 Milligramm
Prolin 2,35 Milligramm
Serin 3,2 Milligramm (Osman 2004)
Tyrosin 20,6 Milligramm
Zystein 11,23 Milligramm

**Mineralstoffe**
Kalium 2,84 Gramm (Saka/Msonthi 1994)
Kalzium 0,34 Gramm (Glew 1997)

Kupfer 0,55 Milligramm (Lockett 2000)
Eisen 7 Milligramm (Baobab Fruit Company 2002)
Magnesium 209 Milligramm (Glew 1997)
Mangan 2,07 Milligramm (Baobab Fruit Company 2002)
Phosphor 96–210 Milligramm (Baobab Fruit Company 2002)
Zink 0,47 Milligramm (Lockett 2000)

**Vitamine**

Betacarotin (Provitamin A) 0,2 Milligramm (Baobab Fruit Company 2002)
Vitamin B1 (Thiamin) 0,48 Milligramm
Vitamin B2 (Riboflavin) 0,06 Milligramm
Vitamin B3 (Niacin) 3 Milligramm
Vitamin B5 (Pantothensäure) 2 Milligramm
Vitamin B6 (Pyridoxin) 2,13 Milligramm
Vitamin C (Ascorbinsäure) 498 Milligramm (De Caluwé 2010)

**Polyphenole**

Es finden sich zahlreiche Polyphenole im Baobabfruchtfleisch wie Catechine, Ellagsäure, Quercetin, Bea-Sitosterol, Kumarine, Proanthocyanide, Terpenoide, Epicatechine und weitere Flavonoide.

## Antioxidanzien – die beste Lebensversicherung

*„Zellgesundheit ist der wahre Wohlstand (Cell health – true wealth).“*

(BARBARA SIMONSOHN)

Vor 1990 haben sich mit Antioxidanzien oder Substanzen, welche Elektronen zur Verfügung stellen, hauptsächlich Chemiker und andere Naturwissenschaftler beschäftigt. Danach wurden diese Substanzen zunächst in den USA ein Renner und mittlerweile gibt es auch hier viele populärwissenschaftliche Bücher zu diesem Thema, wie „Das Antioxidantienwunder“ von Dr. Michaela Döll. Studien belegen, dass Antioxidanzien Alterungsprozesse hinauszögern oder sogar umkehren können, Krebs verhüten, Herzkrankheiten, Grauem Star, Divertikelbildung und vielen weiteren chronischen Erkrankungen vorbeugen sowie bis ins Alter für ein leistungsstarkes Gehirn sorgen.

Unter den Antioxidanzien finden sich Vitamine, Mineralien, Ballaststoffe und Phytochemikalien wie Bioflavonoide oder Phenole, die man in Obst und Gemüse findet.

Doch was genau sind Antioxidanzien und wie wirken sie? Es handelt sich um eine Gruppe von Substanzen, die Gewebe, Eiweiße, Zellen und die DNS, unser Erbgut, vor der zerstörerischen Kraft von Sauerstoff und seinen Verwandten schützt. Alle Prozesse, welche – wie Atmung oder Verdauung – unter Sauerstoffverbrauch Fette und Kohlenhydrate verbrennen, erzeugen auch Nebenprodukte, die freie Radikale genannt werden. Diese elektronisch unerfüllten Moleküle suchen so verzweifelt nach Elektronen, dass sie diese aus ihrer Umgebung rauben. Oft ist unser Erbgut davon betroffen oder wichtige Proteine, LDL-Cholesterin-Teile und sogar Zellmembrane. Der Verlust von Elektronen kann die Funktion dieser Substanzen verändern oder Zellen bzw. Zellteile zerstören. Freie Radikale wirken wie Geschosse, welche die Wände der Mitochondrien – der Energiefabriken in unseren Zellen – attackieren, Giftstoffe in die Zelle einschleusen und die DNS schädigen. Die Wirkung freier Radikaler spielt eine Rolle bei der Entstehung von Herzerkrankungen, Krebs, Arthritis, Grauem Star, Altersbedingter Makuladegeneration (AMD), Gedächtnisverlust, Rheuma, Diabetes, Arteriosklerose, Lungenerkrankungen, chronischen Entzündungen, schlecht heilenden Wunden, Demenz und Alterungsprozessen, um nur einige zu nennen.

Freie Radikale kann man nicht vermeiden. Sie sind in der Atemluft, dem Essen, den Getränken. Zigarettenrauch produziert pro Zug etwa 10.000 freie Radikale. Wenn Sonnenlicht exzessiv auf die Haut einwirkt oder das ungeschützte Auge trifft, entstehen ebenfalls freie Radikale. Bruce Ames, Molekularbiologe von der Universität von Kalifornien, schätzt, dass jede unserer Zellen *täglich* ungefähr 10.000 Mal von „oxidativen Schlägen" getroffen wird. Unser Körper ist also eine Art Schlachtfeld.

Wie Elitetruppen stehen den freien Radikalen in allen Zellen und Geweben Antioxidanzien gegenüber, um sie zu neutralisieren. Ihre Strategie: Sie schenken freien Radikalen großzügig Elektronen, ohne selbst zu instabilen Elektronenräubern zu werden. In unserer Nahrung, so die gute Botschaft, stecken Hunderte von Antioxidanzien. Bekannt sind die Vitamine C, E, Betacarotin und verwandte Carotinoide sowie die Mineralstoffe Magnesium, Selen und Zink, die von vielen Enzymen, welche freie Radikale zerstören, gebraucht werden. Aktive und bisher gut untersuchte Antioxidanzien sind zum Beispiel Flavonoide, Phenole, Polyphenole, Phytoöstrogene, Glutathione und Koenzym Q10. Alle Antioxidanzien haben etwas andere Wirkpunkte und Strategien. Zusammen arbeiten sie in einer Art Familie, in der jeder seine nützliche Rolle jeder spielt. Manche Antioxidanzien wirken in der Zelle, andere zwischen den Zellen, dritte – wie Betacarotin – auf deren Oberfläche.

Was klar wird dabei: Kein einziges Antioxidanz allein kann die Aufgaben einer ganzen Gruppe übernehmen. Das wäre so, als wenn in einem Orchester nur die Trompete zu hören wäre. Obwohl Carotinoide in der Lage sind, Krebs vorzubeugen, hatte ein Betacarotin-Präparat bei ehemaligen Rauchern in einer Studie in Finnland nicht diese Wirkung. Im Gegenteil, die Studie musste abgebrochen werden, weil überdurchschnittlich viel Probanden Lungenkrebs entwickelten. Bei Monopräparaten kann es offenbar eine Überdosis geben oder ein Umschlagen ihrer Wirkung ins Gegenteil. Um beim Beispiel Orchester zu bleiben: Das wäre so, als wenn nur ein Instrument spielt, und das auch noch kaputt ist, sodass es schrecklich klingende Töne produziert. Ein Zuviel eines bestimmten Antioxidanz, wie zum Beispiel einer Phytochemikalie, kann zudem die Aktivität eines anderen reduzieren.

Die Vorteile beim Verzehr von Obst und Gemüse liegen darin, dass ihre Inhaltsstoffe zusammenwirken. Außerdem wandern ihre unterschiedlichen Antioxidanzien zu verschiedenen Zellen, wie man am Beispiel der Carotinoide sehen kann. Unterschiedliche Carotinoide gehen zu unterschiedlichen Zellen und auch zu unterschiedlichen Zellteilen. So werden alle Zellen auf verschiedenen Ebenen durch vielfältige Antioxidanzien geschützt. Man könnte von „Schönheit in der Vielfalt" sprechen. Zudem schmecken Obst und Gemüse natürlich besser als Pillen! Fünf Portionen Obst oder Gemüse am Tag: Das sollte nicht unser Endziel sein, sondern das Minimum. Und auch bei unserer Begeisterung für Superfoods und Superfruits sollten wir bedenken: Keine Frucht, keine Gemüsesorte enthält alle Substanzen, die wir brauchen.

Antioxidazien schützen vor Herzkrankheiten. Sie verhindern, dass das „böse" Cholesterin LDL großen Schaden an den Arterieninnenwänden anrichtet. Damit bleiben die Arterien durchlässig und das Herzinfarktrisiko sinkt, indem der Blutdruck niedrig bleibt. Studien mit Monopräparaten von Antioxidanzien wie Vitamin E waren enttäuschend. Viel Obst und Gemüse essen ist eine bessere Idee, um viele Antioxidanzien zu bekommen und damit sein Herz und seine Gefäße gesund zu erhalten.

Es gibt auch einen Zusammenhang zwischen Antioxidanzien und **Krebserkrankungen.** Die Entstehung von Krebs beruht auf einer Art Verrat. Eine unserer körpereigenen Zellen wendet sich gegen ihren Wirt. Sie hört auf, sich an die Regeln zu halten, die für alle Zellen zum Wohle des Ganzen bestehen. Diese Zelle wächst, vermehrt sich, reist in andere Körperregionen und schlägt dort neue Wurzeln, man spricht von Metastasierung. Eine fundamentale Gemeinsamkeit für die Entstehung aller Krebsarten heißt: Schaden an der DNS, der Erbinformation. Dieses Megamolekül hat die Gebrauchsanweisung für jede zelluläre Aktivität gespeichert. Das Fatale: Die DNS ist die hauptsächliche Zielscheibe von freien Radikalen. Hier kommen Antioxidanzien ins Spiel, welche den Schaden an der DNS begrenzen. Sie verhindern auch die Bildung von Nitrosaminen, welche krebserregend sind.

Hunderte von wissenschaftlichen Studien belegen mittlerweile eindeutig, dass gesunde Ernährung zwar nicht zu hundert Prozent vor Krebs schützen kann, dass aber eine Menge Obst und Gemüse das Risiko, an Krebs zu erkranken, deutlich senkt. Der Krebsforscher John Potter schreibt: „Gemüse und Früchte enthalten einen Anti-Krebs-Cocktail, an den wir genetisch angepasst sind. Wenn wir diesen Pfad verlassen, machen wir das auf eigene Gefahr." Es gibt sogar bestimmte Obst- und Gemüsesorten, die besonders effektiv zur Prophylaxe von ganz bestimmten Krebsarten sind.

Auch Faser- oder Ballaststoffe gehören zu den kraftvollen Antioxidanzien. Davon finden sich in Baobab besonders viele, und zwar im idealen Verhältnis von 50 Prozent löslichen zu 50 Prozent unlöslichen. Untersuchungen an den Bantus in Südafrika zeigten, dass ihre Ernährung mit vielen Ballaststoffen diese Volksgruppe vor **Dickdarmkrebs** schützen konnte, der bei ihnen äußerst selten auftaucht. Indem die Ballaststoffe für eine zügige Darmpassage sorgen, verringern sie die Zeit, in der die Darmwand toxischen und potenziell krebserregenden Substanzen ausgesetzt ist.

**Augenprobleme** wie Grauer Star und AMD, Altersbedingte Makuladegeneration, werden durch freie Radikale begünstigt. Beim Grauen Star oder Katarakt trüben die Linsen im Auge immer mehr ein. Bei AMD wird mit der Zeit die Makula, der Punkt schärfsten Sehens, geschädigt. AMD ist die Hauptursache für Erblindungen. Neben Betacarotin sind zwei Farbstoffe, Lutein und Zeaxanthin, besonders wirksam, die empfindlichen Gewebe im Auge vor dem Angriff freier Radikaler zu schützen.

Am 13. März 2015 stand im Artikel „Gesunde Kost schützt die **Lunge** im „Hamburger Abendblatt", dass Professor Jürgen Fischer von der Deutschen Lungenstiftung eine gesunde Ernährung zur

Erhaltung der Lungengesundheit empfiehlt. Viel Obst und Gemüse sowie mehrfach ungesättigte Fettsäuren verringern das Risiko, an der chronisch-obstruktiven Lungenkrankheit COPD zu erkranken. Besonders gefährlich sei gepökeltes rotes Fleisch, was die Bildung freier Radikaler fördere und im Körper zu „oxidativem Stress" führe. Professor Fischer empfiehlt die mediterrane Küche ohne zuckerhaltige Getränke und Weißbrot, dafür aber mit vielen Antioxidanzien wie Polyphenolen und den Vitaminen A, C und E, um Entzündungsprozessen in der Lunge entgegenzuwirken.

Unser **Gehirn** ist dem Angriff freier Radikaler besonders ausgesetzt. Weil das Gehirn ständig aktiv ist und die meisten Nährstoffe und den größten Sauerstoffanteil verbraucht, produziert es mehr freie Radikale als andere Organe. Tragischerweise hat das Gehirn von allen Organen die niedrigste antioxidative Kapazität. Daher ist es besonders „dankbar" für Obst und Gemüse mit einem hohen antioxidativen Potenzial oder ORAC *(Oxygen Radical Absorbance Capacity),* der Kapazität, Sauerstoffradikale zu absorbieren und unschädlich zu machen. In den Nervenzellen sind diese Angriffe verantwortlich für den Rückzug der Dendriten, der Zellfortsätze, die als Empfangsstellen für Informationen von anderen Nervenzellen dienen. Die Kommunikation der Nervenzellen untereinander kann dadurch gestört werden. Freie Radikale sind auch verantwortlich für das Verschwinden der Synapsen, der Übertragungsstellen der Informationen von einer Nervenzelle zur anderen. Mit der Zeit werden sogar die Neuronen selbst geschädigt, es können Alzheimer, Parkinson und ALS (Amyotrophe Lateralsklerose) entstehen.

## Warum Baobab?

Bei ORAC-Tests schneiden Tropenfrüchte regelmäßig am besten ab. Während unsere europäischen Orangen einen ORAC-Wert von 750 pro 100 Gramm aufweisen, Wassermelonen 104, Erdbeeren 530, Avocados 782, Blaubeeren sogar 2234 und Granatäpfel

3307, sieht es bei Tropenfrüchten noch viel beeindruckender aus[3]: Acai-Beeren z. B. haben einen ORAC-Wert von 5500. Das Baobabfruchtpulver mit einem ORAC-Wert von 24.300 sticht hier besonders hervor. Sein Wert ist doppelt so hoch wie der von Gojibeeren, die bereits für ihr extrem hohes antioxidatives Potenzial bekannt sind – und viel schlechter schmecken als Baobabfruchtpulver. Einige Firmen geben noch höhere Werte an und berufen sich zum Beispiel auf Elaine Watson und die Brunswick Laboratories, die einen ORAC-Wert von 140.000 für Baobabfruchtfleisch ermittelten[4]. Die Firma „Atacora" gibt einen ORAC-Wert von 65.000 für ihr Fruchtpulver an.

Verantwortlich für den extrem hohen ORAC-Wert von Baobabfruchtpulpe sind unter anderem ihr hoher Vitamin-C-Gehalt, die Bioflavonoide, die Polyphenole, das Vitamin E, die Oligomeren Proanthocyanidine (OPC), die Alpha-Linolensäure und das Provitamin A sowie die B-Vitamine und Mineralien wie Zink und Magnesium. Es ist wichtig zu wissen: Diese Antioxidanzien wirken in diesem unveränderten Naturprodukt synergetisch zusammen, das heißt, sie verstärken sich gegenseitig. Die Flavonoide in Baobab sind sogar in der Lage, Antioxidanzien zu recyceln, so Professor Dr. Stefano Manfredini von der Universität von Ferrara in einem Überblick über Baobab vom 6. September 2002. Manfredini ist einer der Experten für Baobab in Europa, der eine Vielzahl von wissenschaftlichen Studien dazu veröffentlicht hat.

Auch die „Baobab Fruit Company" in Senegal hat etliche Analysen zum einzigartigen antioxidativen Potenzial von Baobab herausgegeben. Die Fruchtpulpe hat danach den gleichen hohen antioxidativen Wert wie die Oligomeren Proanthocyanidine (OPC) aus Trauben. Das Baobabfruchtfleisch übertrifft die getrockneten Blätter etwas an antioxidativem Potenzial und diese wiederum die Samen.

Auch die gemahlene harte Fruchtschale weist einen extrem hohen antioxidativen Wert auf, der sogar noch höher liegt als beim Fruchtpulver. Die roten Fasern, in denen das Fruchtfleisch eingebettet liegt, weisen laut einer Manfredini-Studie von 2003 einen ORAC-Wert von – sage und schreibe – 75.000 auf. Wenn ich ganze Baobabfrüchte bestelle, verwende ich diese roten Fasern für grüne Smoothies. In Italien werden sie schon zu Nahrungsergänzungsmitteln verarbeitet angeboten und sind Bestandteile von regenerierenden Hautpflegeprodukten.

Wie erwähnt sind freie Radikale auch Verursacher von akuten und vor allem chronischen Entzündungsprozessen im Körper. Ramadan, Harraz und El-Mougy konnten 1994 in einem Versuch mit Ratten und Mäusen nachweisen, dass 500 Milligramm Baobabfruchtpulver pro Kilogramm Körpergewicht genauso wirksam Entzündungen eindämmen konnte wie 15 Milligramm Phenylbutazon oder 50 Milligramm Acetylsalicylsäure (ASS). ASS kann die Magenschleimhaut angreifen und zu Magenschleimhautentzündungen führen. Phenylbutazon ist noch bis zu drei Wochen nach Beendigung der Einnahme im Körper nachweisbar und hat sehr schwere Nebenwirkungen wie Geschwürbildung, Knochenmarkschäden, Magendurchbruch und Störung der Blutbildung und darf daher nur wenige Tage eingenommen werden. Kombinationspräparaten von Phenylbutazon mit Cortison wurde wegen der schweren Nebenwirkungen in Deutschland 1985 die Zulassung entzogen. Baobabfruchtpulver hat keine Nebenwirkungen, ist ebenfalls wirksam bei akuten und chronischen Entzündungen und hat noch viele weitere günstige Wirkungen.

Wenn wir regelmäßig Obst und Gemüse mit hohen ORAC-Werten essen, baut sich ein Schutzschild auf. Dr. Prior und Dr. Cao von der Tufts University, USA, fanden heraus, dass täglich fünf Portionen Obst und Gemüse mit insgesamt 3500 ORAC die antioxidative Kapazität im Blut um durchschnittlich 20 Prozent erhöhen. Mittlerweile kann man in ausgewählten Reformhäusern seinen antioxidativen Status kostenlos ermitteln lassen.

Fürs Gehirn sind besonders hohe Konzentrationen von C- und B-Vitaminen im Blut wichtig und diese Stoffe sind in Tropenfrüchten und besonders Baobab reichlich vorhanden. Vitamin C kann sogar das Gehirn verjüngen. Wer eine hohe Vitamin-C-Konzentration im Blut aufweist, schneidet in Gedächtnis- und Problemlösungstests um 25 Prozent besser ab als die Vergleichsgruppe. Vitamin B6 verbessert das Gedächtnis, Vitamin B1 oder Thiamin beugt Apathie und Demenz vor, und Niacin ist die „universelle Gedächtnispille", weil dieses B-Vitamin vor Alzheimer, Parkinson und Schizophrenie schützt, indem es die Zerstörung der Mitochondrien in den Zellen verhindert. Besonders ältere Menschen weisen oft Defizite von Vitamin C, Thiamin und Riboflavin auf. Damit steigt das Risiko, deprimiert, nervös, ängstlich, verwirrt, erschöpft und emotional labil zu werden. Diese Menschen leiden unter einem schlechten Kurzzeitgedächtnis, langsamen Reaktionszeiten und neigen zu Wutanfällen.

Besonders gehirnstärkend sind zudem Vitamin E und Coenzym Q10. Vitamin E ist das Superoxidanz fürs Gehirn, weil es die Gehirnzellen vor Degeneration und dem Angriff freier Radikaler schützt. Vitamin C „recycelt" Vitamin E und stimuliert es so zu Höchstleistungen. Im Tierversuch konnte Obst mit hohen ORAC-Werten sogar Erinnerungsverluste und Lerndefizite bei alten Tieren kompensieren.

Ich möchte wie mein Großvater, der täglich große Mengen Obst und Gemüse aus eigenem Anbau aß, auch gern 105 Jahre alt werden und nicht an einer Krankheit sterben, sondern an Altersschwäche. Treffen wir uns im „Club der gesunden 100-Jährigen"? Denn unser biologisches Alter muss nicht mit unserem Kalenderalter übereinstimmen. Es gibt Abweichungen nach oben und unten von bis zu 15 Jahren! Sie können 70 Jahre alt sein, aber ein biologisches Alter von 55 haben, oder auch von 85. Mit einer pflanzenbetonten Ernährung und Superfoods wie Baobab, Moringa oder Chia können Sie in gewissem Umfang das Rad der Zeit zurückdrehen und den Alterungsprozess verlangsamen. Wer möchte nicht den Herausforderungen des Alltags noch besser gewappnet sein und sein Alter mit hoher Lebensqualität und Selbständigkeit genießen können?

## Die Vitamine und ihre Bedeutung

*„Der schwarze Mann kann ohne den Baobab kaum leben. Wie könnte er ohne die frischen Blätter zu jeder Jahreszeit etwas zu essen finden oder seine Getränke süßen und geschmacklich aufwerten durch die etwas säuerliche Pulpe, in die die Kerne eingebettet liegen?"*

(HEINRICH BARTH, 1857)

Vitamintabletten sind in aller Munde. Durch ihre Pillengläubigkeit sind die US-Amerikaner in Verruf gekommen, den „teuersten Urin der Welt" zu haben. Nahrungsergänzungen aus dem Chemielabor sind allerdings nicht die Lösung. Bestenfalls werden Überschüsse ausgeschieden, schlimmstenfalls – wie bei den „Edeka-Vitaminen", den fettlöslichen Vitaminen E, D, K und A – werden sie im Fettgewebe gespeichert und führen zu einer gefährlichen Überdosierung, Vitaminose genannt.

Früher hat man geglaubt, Vitaminmangelkrankheiten wie Beriberi oder Skorbut gehörten der Vergangenheit an. Das mag in den wohlhabenden Ländern stimmen. Allerdings fanden Ernährungswissenschaftler heraus, dass einige Krebsarten sowie Herz-Kreislauf-Erkrankungen, die Haupttodesursachen in den Industrienationen, ebenfalls von einem Mangel an bestimmten Nähr- und Vitalstoffen herrühren. Neuere Forschungsergebnisse belegen eindeutig, dass viele Menschen nicht genug von diesen essenziellen Mikronährstoffen zu sich nehmen, die der Körper nicht selbst herstellen kann. Wenn wir uns mit Superfoods wie Baobab ernähren, können wir also langfristig unsere Gesundheit und womöglich auch Lebensdauer verbessern.

## Vitamin A (Betacarotin)

Das pflanzliche Vitamin A heißt „Provitamin“, weil es im Körper erst nach Bedarf zu Vitamin A umgewandelt wird. Eine Überdosierung ist damit ausgeschlossen, im Gegensatz zu Vitamin A tierischen Ursprungs. Baobabfrucht- und Blattpulver sind eine sehr gute Quelle von Provitamin A, auch Betacarotin genannt. Es finden sich in 100 Gramm Fruchtpulver 0,2 Milligramm Provitamin A, das entspricht einem Viertel der empfohlenen Tagesdosis von 0,8 Milligramm. Baobabblätter enhalten vier Mal so viel Vitamin A wie Mangos. Carotine wirken auch als Antioxidanzien, zum Beispiel bei UV-Bestrahlung. In der Haut entsteht durch UV-Strahlung der aktive Singulettsauerstoff. Durch Reaktion mit Betacarotin wird er wieder in seinen Grundzustand überführt. Diese Inaktivierung von Radikalen wird als „quenchen“ bezeichnet.

Vitamin A ist wichtig für gesunde Augen, eine gesunde Haut und gesunde, gut durchblutete Schleimhäute. Wer unter müden Augen leidet, hat wahrscheinlich einen Vitamin-A-Mangel. Dieses Vitamin schützt nicht nur vor Sonnenbrand, sondern auch vor der zellschädigenden Wirkung von Umweltgiften. Damit beugt es Krebs vor. Die Produktion von Antikörpern wie T- und B-Lymphozyten wird durch Vitamin A gesteigert und damit sind wir besser gegen Viren und Bakterien geschützt.

Außerdem ist Vitamin A von Bedeutung in der Phase der Knochenentwicklung und des Körperwachstums. Dieser Stoff ist nötig bei der Herstellung von DNS und RNS, bei der Produktion der Stresshormone und für die Fruchtbarkeit von Mann und Frau. Im Tierversuch lebten Mäuse um 10 Prozent länger, welche das Vierfache der üblichen Vitamin-A-Menge bekamen. Pflanzliches Provitamin A lässt sich nicht überdosieren. Zur Verwertung von Vitamin A ist zwar Öl nötig, aber nur in winzigsten Mengen, die sich auch in Baobabfruchtfleisch und -blättern finden.

## Die B-Vitamine

### Vitamin B1 (Thiamin)

Schon 1882 machte der Japaner Kanehiro Takaki die bahnbrechende Entdeckung, dass die Beriberi-Krankheit, die schon im Jahr 2600 vor Christi Geburt bekannt war, durch die Zufuhr von B-Vitaminen geheilt werden kann. 1897 wurde entdeckt, dass der Verzehr von poliertem Reis zu Vitamin-B1-Mangelsymptomen führen kann. 1910 wurde das Thiamin entdeckt und festgestellt, dass Reiskleie Beriberi-Kranke heilt.

Vitamin B1 gilt als eines der „Nervenvitamine" und heißt im Volksmund auch „Stimmungsvitamin". Für die Funktion des Nervensystems ist es lebensnotwendig oder essenziell. Da der Körper es nicht selbst bilden kann, muss es ausreichend aus der Nahrung aufgenommen werden. Wer nur 14 Tage lang kein Vitamin B1 zu sich nimmt, bei dem sind die Reserven dieses Vitamins zur Hälfte aufgebraucht. Bei einem Mangel können lebensgefährliche Krankheiten entstehen, wie schwere Herzschädigungen, Diabetes mellitus Typ 1, Schwächung des Immunsystems, Blutarmut, Depressionen, Kopfschmerzen, Erschöpfung oder Taubheit. Thiamin ist hitzeempfindlich und wird durch das Kochen zerstört, aber auch durch Kühlung, Konservierung und Tiefkühlung. Auch ist es wasserlöslich, dadurch geht beim Kochen ein Teil im Kochwasser verloren. Im Alter sinkt der Vitamin-B1-Spiegel.

Der Energiestoffwechsel wird durch Thiamin optimiert und eine gesunde Herzleistung gewährleistet. Frauen brauchen 1 Milligramm Thiamin täglich, Männer 1,3 Milligramm. In 100 Gramm Baobabfruchtpulver finden sich 0,48 Milligramm Thiamin. Besonders viel Vitamin B1 ist außer in Baobab in Weizenkeimen (in 100 Gramm ca. 2,01 Milligramm) enthalten sowie in frischen Sonnenblumenkernen (1,9 Milligramm) und in frischer Backhefe (1 Milligramm).

### Vitamin B2 (Riboflavin)

Riboflavin wird für eine optimale Funktion der Nieren gebraucht sowie für die Bildung roter Blutkörperchen und aktiviert Vitamin B6, das an der Herstellung von Antikörpern beteiligt und somit das Immunsystem stärkt. Zudem spielt Vitamin B2 eine wichtige Rolle bei der Verstoffwechslung von Fetten, Kohlenhydraten und Aminosäuren. Es hilft Eisen aufzunehmen und sorgt für gesunde Muskeln und schöne Haut. Sportlich aktive, Frauen, welche die Pille benutzen, Menschen, die Antibiotika nehmen müssen, Alkoholiker und Krebskranke haben einen erhöhten Vitamin-B2-Bedarf. Weißmehlprodukte enthalten im Vergleich mit Vollkornprodukten nur noch etwa 30 Prozent des ursprünglichen Vitamin B2. Baobabfruchtpulver enthält 0,06 Milligramm Riboflavin je 100 Gramm.

### Vitamin B3 (Niacin)

Dieses Vitamin ist wichtig für die Energieproduktion in den Zellen sowie für die Verstoffwechslung von Proteinen, Fetten und Kohlenhydraten und spielt zudem eine wichtige Rolle für eine gesunde Verdauung. Außerdem stärkt es das Nervensystem und sorgt für eine gesunde Haut. Niacin wird in der orthomolekularen Medizin auch zur Senkung der Cholesterinwerte eingesetzt, wodurch das Herzinfarktrisiko reduziert wird. 100 Gramm Baobabfruchtpulver enthalten 3 Milligramm Niacin.

### Vitamin B5 (Pantothensäure)

100 Gramm Fruchtpulver enthalten 2 Milligramm Pantothensäure, das sind 11 Prozent der empfohlenen Tagesmenge von 18 Milligramm. Dieses Vitamin ist wichtig für den Transport von Fettsäuren und Zucker zum Ort der Energieproduktion in den Zellen, den Mitochondrien. Es stärkt das Immunsystem, verbessert die Sauerstoffversorgung der Zellen und gilt als kraftvollstes Nervenstärkungsmittel unter den B-Vitaminen. Zudem fördert es die Wundheilung und sorgt für die zügige Ausscheidung von Stoffwechselproduk-

ten der Zelle. Vitamin B5 stärkt die Leistungsfähigkeit und schützt vor Überforderung. Es beugt Blutarmut vor, lässt Entzündungen schneller abklingen und beugt dem Ergrauen der Haare vor.

### Vitamin B6 (Pyridoxin)

Vitamin B6 wird auch als Pyridoxin bezeichnet. Alle B-Vitamine gelten als „Nervenvitamine", d. h. sie stärken unser Nervensystem. So hilft auch Pyridoxin unsere Nerven gesund und leistungsfähig zu halten. Diese lebensnotwendige Verbindung reduziert auf der seelischen Ebene das Gefühl von Erschöpfung und Müdigkeit und schenkt Ausgeglichenheit sowie seelische Harmonie. Ein Mangel an Vitamin B6 kann sich in Blutarmut, Reizbarkeit, Hyperaktivität, Schlafstörungen und Nierensteinbildung äußern.

Auf der körperlichen Ebene ist Pyridoxin an der Produktion der roten Blutkörperchen beteiligt. Außerdem reguliert es die Hormonproduktion, stärkt das Immunsystem und aktiviert den Stoffwechsel über die Stimulierung der Tätigkeit der Mitochondrien, der Kraftwerke in unseren Zellen. Vitamin B6 ist am Eiweißstoffwechsel beteiligt wie auch am Zuckerstoffwechsel. Somit sorgt es mit für die optimale Versorgung der Körperzellen mit hochwertigem Eiweiß und der Gehirnzellen mit Glukose sowie für einen ausgeglichenen Blutzuckerspiegel. 100 Gramm Baobabfruchtpulver enthalten 2,13 Milligramm Vitamin B6, das sind 106 Prozent der empfohlenen Tagesmenge von 2 Milligramm.

### Vitamin B7 (Biotin)

Dieses B-Vitamin ist Bestandteil wichtiger Enzyme oder Biokatalysatoren. Es wandelt Fette in der Nahrung in Fettsäuren um, die der Körper zum Beispiel für die Bildung von Zellmembranen braucht. Biotin unterstützt das Immunsystem und den Aufbau von Gewebehormonen, ist ein Faktor bei der Blutgerinnung, unterstützt einen normalen Blutdruck und ist an der körpereigenen Energiegewinnung beteiligt. Durch seinen hohen Schwefelgehalt schenkt Vitamin B7 Haut, Haaren und Fingernägeln Glanz und Stabilität. Ein Mangel kann zu Schlafstörungen, Müdigkeit, Ängsten und Depressionen führen. Die empfohlene Tagesdosis liegt bei 30 bis 60 Mikrogramm. Baobab enthält Biotin, auch wenn der genaue Gehalt noch nicht wissenschaftlich dokumentiert worden ist.

### Vitamin B12 (Cobalamin)

Vitamin-B12-Defizite sind verbreitet, besonders unter Vegetariern und Veganern. In veganen Supermärkten gibt es Zahncreme die mit Vitamin B12 angereichert ist. Ich habe eine Freundin, die Veganerin ist und sich subkutan Vitamin B12 spritzt. Baobab enthält zwar kein Vitamin B12, jedenfalls nicht in der Form von Cobalamin, wie es der Körper aufnehmen kann. Aber Sie wissen vielleicht, dass der Körper im Darm selbst Vitamin B12 herstellen kann – vorausgesetzt, die Darmflora ist gesund. Wie in diesem Buch im Kapitel über „Darmgesundheit und Baobab“ weiter ausgeführt wird, bekämpfen die löslichen und vor allem die unlöslichen Ballaststoffe aus der Baobabfrucht eine eventuell vorhandene Dysbakterie, eine pathologische Entgleisung der Darmflora. Krankmachende Kolibakterien verschwinden, die „guten“ Darmbakterien wie Acidophilus und Bifidus werden gefördert. Acidophilus-Bakterien sind durch eine intestinale Biosynthese an der Bildung von Vitamin B12 im Darm beteiligt, wie US-amerikanische Forscher herausfanden. Ich würde mich bei Darmproblemen aber nicht auf das Essen von Baobab beschränken, sondern mein Blut bei einem Naturheilarzt auf seinen Vitamin-B12-Status testen lassen. Diese Untersuchung zahlt die Krankenkasse.

## Vitamin C (Ascorbinsäure)

Linus Paulig nannte Vitamin C den „Superstar der Vitamine“. Menschen können Vitamin C nicht selbst herstellen, im Gegensatz zu Hunden und Katzen. Daher müssen wir uns diesen lebenswichtigen Stoff über die Nahrung zuführen. Baobab gehört zu den besten Vitamin-C-Quellen, die wir kennen, und enthält bis zu 498 Milligramm Vitamin C pro 100 Gramm (De Caluwé 2010), das ist ein spektakulärer Wert.

Baobab enthält im Vergleich mit Orangen rund die zehnfache Vitamin-C-Menge. Die Deutsche Gesellschaft für Ernährung DGE empfiehlt eine tägliche Menge von 95 bis 110 Milligramm Vitamin C. Dieser geringe Wert ist vielleicht ausreichend für Skorbutprophylaxe, aber nicht für strahlende Gesundheit. Kapitän Cook nahm bekanntlich auf seinen Expeditionen Fässer mit Sauerkraut an Bord, um seine Seefahrer vor der Vitamin-C-Mangelkrankheit zu schützen. Die Forscher, die die Küsten des afrikanischen Kontinents erforschten, hatten für den gleichen Zweck Baobabfrüchte auf ihren Schiffen.

Bei einem Vitamin-C-Mangel werden die Muskeln schwach, das Zahnfleisch blutet und die Zähne werden locker und können ausfallen. Die Widerstandsfähigkeit gegenüber Infektionen sinkt. Die Kapillaren werden geschwächt und geschädigt, was zu Kreislauferkrankungen wie Schlaganfall und Herzinfarkt führen kann. Natürliches Vitamin C in Obst und Gemüse kann man nicht überdosieren. Es handelt sich um ein wasserlösliches Vitamin und Überflüssiges wird einfach durch den Urin ausgeschieden. Unsere Vorfahren in der Steinzeit und unsere nächsten Verwandten, die Menschenaffen, nahmen bzw. nehmen über die Nahrung Vitamin C im Grammbereich auf.

Vitamin C gehört zu den Antioxidanzien, die uns vor den Angriffen freier Radikaler schützen. Sie stabilisieren diese aggressiven Sauerstoffmoleküle und machen sie damit unschädlich. Die Kettenreaktion stoppt. Vitamin C bekämpft das Ranzigwerden von Lipiden, dem Hauptbestandteil der Zellmembranen. Diese Aufgabe ist besonders wichtig im Gehirn, weil dort besonders viele freie Radikale entstehen, welche die Lipide in den Nervenzellen angreifen. So schützt uns Vitamin C vor Gedächtnisverlust und Demenz.

Vitamin C wird zum Aufbau von Kollagen gebraucht und ist damit wichtig für ein gesundes Bindegewebe und eine straffe Haut. Das Bindegewebe durchzieht den gesamten Organismus und ohne Kollagen würden wir buchstäblich auseinanderfallen. Vitamin C stärkt das Immunsystem, fördert die Wundheilung und lässt gesundes Narbengewebe entstehen. Es wirkt antiviral, antibakteriell und krebsbekämpfend.

Unsere stressige Lebensweise erfordert mehr Vitamin C, weil Stress einen Vitamin-C-Räuber darstellt. In Obst und Gemüse findet sich immer weniger von diesem „Lebensstoff". So ist der Vitamin-C-Gehalt in Äpfeln in den letzten 60 Jahren um 80 Prozent zurückgegangen. Besonders Raucher, ältere Menschen, Schwangere, stillende Mütter, Frauen, welche die Anti-Baby-Pille nehmen, und alle – auch Schüler und Studenten –, die unter chronischem Stress leiden, sollten auf natürliche Vitamin-C-Quellen wie Baobab oder Moringa zurückgreifen. Umweltgifte in Atemluft, Trinkwasser und Nahrung erhöhen den Vitamin-C-Bedarf.

Vitamin C kann oxidiertes Vitamin E regenerieren oder „recyceln" und vermindert daher den Bedarf dieses Vitamins, von dem viele Deutsche zu wenig aufnehmen. Vitamin E ist in Vollkorn enthalten, in Weißmehl nicht. An der häufig anzutreffenden Unterversorgung mit Vitamin E ist oft die Verarbeitung der Lebensmittel schuld.

## Ein Füllhorn an Mineralstoffen

*„Wer richtig isst, braucht keine Medizin. Wer falsch isst, dem nutzt keine Medizin."* (HIPPOKRATES, 5. JH. V. CHR.)

Mineralstoffe sind lebenswichtig, sie geben dem Körper Halt und Struktur, ohne sie würden wir zusammenbrechen. Ohne Mineralstoffe und Spurenelemente keine Gefäße, keine Knochen, keine Haut und keine Zellen. Leben wäre nicht möglich. Wir sind „sterngeboren", in unserem Organismus finden sich alle Mineralien, aus denen auch die Sterne und die Erde bestehen. Unser Körper besteht zu etwa 5 Prozent aus Mineralien. Mehr als 20 Mineralien erfüllen wichtige Aufgaben in unserem Organismus.

Wir leiden stärker unter Mineralstoff- als unter Vitaminmangel. Warum? Schuld sind die modernen Landwirtschaftsmethoden. Immer mehr Kunstdünger wird auf die Felder gebracht. Zwar wachsen damit die Nutzpflanzen schneller, aber wichtige Mineralstoffe und Spurenelemente bleiben dabei auf der Strecke. Mit dem Dünger wird nicht das gesamte Spektrum an Mineralien mitgeliefert und daher sind die Böden längst ausgelaugt. Hinzu kommt der saure Regen, der den pH-Wert des Bodens in Richtung „sauer" verschiebt. Die Pflanze nimmt statt Mineralstoffen mehr Schwermetalle auf. Was nicht im Boden zu finden ist, gelangt nicht in die Pflanze und damit auch nicht auf unseren Teller. Hinzu kommt die züchterische Bearbeitung von Pflanzen. Nutzpflanzen werden auf äußere Kriterien hin gezüchtet wie Aussehen, Größe und Haltbarkeit. Innere Werte bleiben dabei oft unberücksichtigt.

Das British Food Journal veröffentlichte 1997 eine Studie, eine andere erschien 2001 an der Universität von Sussex unter der Leitung von David Thomas. Die Ergebnisse waren dieselben: In den letzten 50 Jahren ging die Mineralstoffdichte bei einigen Obst- und Gemüsesorten um mehr als 50 Prozent zurück. Brokkoli verlor innerhalb dieser Zeitspanne 75 Prozent seines Kalziums, das Zähne und Knochen stärkt. Genauso groß war der Verlust von Magnesium in Möhren. Magnesium schützt den Körper vor Krebs, Herzkrankheiten und Nierensteinen. Bei Spinat nahm der Eisengehalt um durchschnittlich 60 Prozent ab. Der Eisengehalt von Orangen reduzierte sich um 67 Prozent und der Kalziumgehalt von Erdbeeren um 55 Prozent. Wir verhungern sozusagen an vollen Töpfen. Die renommierte Bertelsmann Stiftung bezeichnet Deutschland als „Selen- und Magnesium-Mangelland", weil unsere Böden davon zu wenig enthalten.

Der Ernährungsexperte Professor Tim Lang von der Thames Valley University in London kommentierte die oben genannten Untersuchungsergebnisse: „Wir sterben hauptsächlich an Herzkrankheiten und Krebs. Der Rat der Ärzte lautet, dass wir mehr Obst und Gemüse essen sollen. Doch was hilft uns das, wenn wir die Pflanzen verändern, die ursprünglich eine vernünftige Prophylaxe waren? Die Züchter haben Produkte entwickelt, die hübsch aussehen, gegen Krankheiten resistent und erstaunlich lange lagerungsfähig sind. Doch das Wertvollste haben sie vernachlässigt – die Mineralien und Spurenelemente." („Obst und Gemüse verlieren an Qualität" aus der „Welt am Sonntag" Nr. 11 vom 18.3.2001)

In der „Frankfurter Allgemeinen Zeitung" vom 13.10.2006 empörte sich Jakob Strobel y Serra in dem Artikel „Kreuzritter des guten Geschmacks" über die konventionellen Landbaumethoden. Mit den Mineralien geht nämlich nicht nur die Gesundheit flöten, so der Autor, sondern auch der gute Geschmack. Er attackiert die „kapitalistischen Verbrechen" der Nahrungsmittelindustrie, der es allein um Profit ginge und die alle Pflanzen mit Stickstoffdünger bombardiere. Dadurch würden diese keine Mineralien mehr aus dem Boden ziehen, sondern Wasser. Wir konsumieren und bezahlen bei Obst und Gemüse also statt Inhalt und Geschmack Wasser. „Deswegen leiden wir alle unter Mineralmangel." Aus diesem Grund betrachte ich es als Irreführung und Augenwischerei, wenn die Deutsche Gesellschaft für Ernährung (DGE) behauptet, eine „ausgewogene Ernährung" (was immer das sein mag) sei ausreichend für unsere Gesundheit.

Da anorganische Mineralstofftabletten zu Arteriosklerose oder Arterienverkalkung führen können, sind sie auch nicht die Lösung, genauso wenig wie Vitaminpillen, die künstlich hergestellt werden und deren Inhaltsstoffe isoliert eingesetzt vom Körper kaum verwertet werden können. Unsere Zellen sind an die Inhaltsstoffe von Obst und Gemüse genetisch angepasst, nicht an Produkte aus dem Chemielabor. „Viel hilft viel" ist bei Mineralien die falsche Ansicht. Wer Magnesiumpräparate zu hoch dosiert, reduziert die Aufnahme von Fluor. Isoliertes Kalzium vermindert die Resorption von Eisen und Magnesium. Zu viel Eisen kann Vitamin C deaktivieren und im Körper „rosten", das nennt man oxidieren. Zu viel Selen verhindert die Aufnahme von Zink und zu viel Zink die Aufnahme von Eisen. In meinen Augen kommt daher der Gesundheitsbewusste heute an ursprünglichen, unverfälschten und vitalstoffreichen Superfoods nicht vorbei, wie Baobab, Chia, Afa-Algen, Moringa und Gerstengrassaft, wenn ihm an strahlender Gesundheit, Belastbarkeit bei Stress und hoher Lebensqualität gelegen ist.

Warum sind Mineralien und Spurenelemente so wichtig, und zwar genauso wie die „Lebensstoffe" oder Vitamine? Vitamine können ihre Aufgabe erst mithilfe von Mineralstoffen und Spurenelementen erfüllen und dies gilt genauso für Enzyme, die Biokatalysatoren. Mineralien müssen wir ständig über die Nahrung zuführen, weil sie durch Schweiß, Urin und Stuhl ausgeschieden werden. Die Natur ist nicht verbesserungsfähig, an die ganze Pflanze sind wir seit Jahrmillionen genetisch angepasst. Was bei den Mineralstoffen in Baobab so besonders ist: Sie liegen im Verbund aller Mineralien mit sekundären Pflanzenstoffen oder Bioflavonoiden, Vitaminen, Pflanzenhormonen und Enzymbausteinen vor.

## Kalium für das Säure-Basen-Gleichgewicht und ein gesundes Herz

Unsere Nahrung, ja unsere ganze Lebensweise ist säurebildend! Stress ist eines der ärgsten Säurebildner im Körper, aber auch Genussgifte wie Kaffee, Zigaretten und Alkohol sowie Schlafmangel führen zur Übersäuerung oder Azidose. Wir nehmen doppelt so viel Natrium zu uns, wie gesund wäre, und unsere Vorfahren in der Steinzeit haben nur 20 Prozent dieser Salzmenge zu sich genommen, dafür mit 10,5 Gramm pro Tag mehr als vier Mal so viel

Kalium wie der heutige Mensch. Bananen gelten mit 0,36 Gramm pro 100 Gramm bereits als kaliumreich, doch Baobab enthält mit rund 2,8 Gramm pro 100 Gramm mehr als das Siebenfache. Täglich sollte man etwa 2 Gramm Kalium zu sich nehmen.

Kalium ist wichtig für Stressprophylaxe und die Verarbeitung von Stress, weil es die Wirkung von Adrenalin abschwächt. Es regt auch die Darmperistaltik an und sorgt damit für eine gute Verdauung. Zudem sorgt Kalium für einen ruhigen, ausgeglichenen Herzschlag und senkt einen zu hohen Blutdruck. Schlägt das Herz unregelmäßig, kann es stehenbleiben. Hoher Blutdruck stellt einen Risikofaktor für Herzinfarkt und Schlaganfall dar. Der Körper braucht Kalium, um aus Aminosäuren körpereigenes Eiweiß aufzubauen. Kalium wird auch benötigt für die Verstoffwechslung von Kohlenhydraten, die Übertragung von Nervenimpulsen und die Bildung sowie die Ausschüttung von Hormonen.

Mangelsymptome können Müdigkeit, Verstopfung, Muskelschwäche und Schwindel sein.

### Kalzium, das Knochenmineral

Unsere Knochen bilden sich ständig neu, spätestens alle sieben Jahre haben sie sich komplett erneuert. Etwa 1 Kilogramm Kalzium ist in unseren Knochen insgesamt enthalten. Doch etwa ab dem 30. Lebensjahr baut der Körper nicht mehr so viel Kalzium in die Knochen ein. Der tägliche Kalziumbedarf beträgt 1 Gramm, weil wir diese Menge täglich über Stuhl und Urin ausscheiden. Durch die Hormonumstellung während der Menopause sind Frauen ganz besonders gefährdet, was die Abnahme der Knochendichte (Osteoporose) betrifft. Aber auch Männer betrifft diese „Knochenerweichung“ immer mehr. Zur Prophylaxe wichtig sind eine kalziumreiche Ernährung auf Pflanzenbasis, eine ausreichende Vitamin-K-Aufnahme aus grünen Pflanzen (z. B. Gerstengrassaft) sowie genug Vitamin D zur optimalen Einlagerung von Kalzium in Knochen und Zähne. Auch Bewegung wie Ausdauersport oder Krafttraining verbessert die Kalziumeinlagerung.

Lebensmittel tierischen Ursprungs sind nicht ideal als Kalziumquelle. Zu viel tierisches Eiweiß übersäuert den Organismus. Diese Säuren müssen von Kalzium, das der Körper aus den Knochen löst, neutralisiert werden. Daher ist basenbildende Pflanzenkost auf Dauer die bessere Osteoporose-Prophylaxe.

Der Kalziumgehalt der Baobabfrucht ist mit bis 341 Milligramm pro 100 Gramm fast 3-mal so hoch wie in Milch. Weil Baobab auch Magnesium enthält, wird dieses pflanzliche Kalzium viel besser in Knochen und Zähne eingebaut, als dies bei Kalzium tierischen Ursprungs der Fall ist. In Baobab ist das Kalzium zudem an Proteine gebunden und kann daher vom Körper viel besser aufgenommen werden als aus Kalziumtabletten. Andere gute Quellen für Kalzium – sie enthalten davon 6-mal so viel wie Milch – sind Chiasamen und Sesam. Für Vegetarier eine gute Nachricht: Wird weniger Tierprotein verzehrt, sinkt auch der Kalziumbedarf, von dem empfohlenen 1 Gramm auf 0,6 Gramm.

## Magnesium gegen Krebs und für mehr Lebenskraft

60 Prozent des körpereigenen Magnesiums findet sich in den Knochen und in den Zähnen, ein weiterer großer Anteil in den Muskeln. Es sorgt dafür, dass überhaupt Kalzium in die Knochen eingebaut wird. Der Körper benötigt Magnesium für die Bildung eines Enzyms, das für den Aufbau stabiler Knochenmineralkristalle zuständig ist. Die von der DGE empfohlene Tagesmenge beträgt für Frauen 300 Milligramm und für Männer 350 Milligramm. Diabetiker, Schwangere, Stillende und sportlich Aktive haben einen erhöhten Magnesiumbedarf. 100 Gramm Baobabfrucht enthalten 209 Milligramm Magnesium. Softdrinks, die – wie z. B. Cola-Getränke – Phosphorsäure enthalten, benötigen Magnesium sowie Kalzium zur Verstoffwechslung und können daher sogar schon bei Kindern zu Osteoporose führen.

Magnesium unterstützt unsere Mitochondrien, die kleinen Kraftwerke in den Zellen, den Brennstoff ATP (Adenosintriphosphat) zu bilden. Magnesium aktiviert außerdem mehr als 300 Enzymsysteme, die für die Energiespeicherung und Nervenübertragung und vieles mehr zuständig sind. Magnesium ist das Mineral, was das Herz entspannt und außerdem das Nervensystem. Dieses Mineral steuert mehr als 300 Enzyme und ist wichtig für die DNS- und RNS-Synthese und den Zellstoffwechsel.

Menschen mit Magnesiummangel neigen zu Stimmungsschwankungen, Gereiztheit und depressiven Verstimmungen. Die Mehrzahl von Menschen mit einer Depression, so zeigte eine Studie an mehr als 500 Probanden, weist einen Magnesiummangel auf. Werden sie mit Magnesium substituiert, bessern sich die Symptome. Herzinfarktpatienten, welche sich ausreichend Magnesium zuführen, haben wesentlich bessere Überlebenschancen. Dieses Mineral senkt auch zu hohen Blutdruck. Magnesium ist auch ein Antioxidanz, was bei der Krebsprophylaxe und -therapie eine wichtige Rolle spielt. Es überrascht nicht, dass sich bei 100-Jährigen ein höherer Magnesiumanteil im Gewebe fand als bei den meisten Menschen mittleren Alters.

## Eisen, das Mineral des roten Planeten

Eisen ist das Metall, das dem Mars und damit dem Kriegsgott zugeordnet ist. Ohne Eisen keine Willenskraft, keine Durchsetzungsfähigkeit, kein Elan und keine Tatkraft. Eisenmangel ist besonders bei menstruierenden Frauen verbreitet sowie bei Kindern zwischen dem ersten und zweiten Lebensjahr. Eisen ist wichtig für den Aufbau des roten Blutfarbstoffs Hämoglobin und damit für die Blutbildung und den Sauerstofftransport im Blut und die Sauerstoffversorgung der Zellen. Mehr als 70 Prozent des körpereigenen Eisens finden sich in den roten Blutkörperchen. Über die Speicherung und den Transport von Sauerstoff hat Eisen einen direkten Einfluss auf die Gehirnleistung. Eisen spielt außerdem eine wichtige Rolle als Ko-Faktor für den Aufbau von Neurotransmittern oder Botenstoffen, Enzymen, Proteinen und Hormonen. Enzyme, die für Atmung und Verdauung zuständig sind, enthalten besonders viel dieses Minerals. Eisen stärkt auch das Immunsystem. Eisenmangel kann sich äußern durch rasche Ermüdung, allgemeine Mattigkeit und Appetitlosigkeit. Kaffee, Rotwein und Schwarztee sind Eisenräuber, Vitamin C verbessert die Eisenaufnahme. Daher wird empfohlen, Orangensaft zum Essen zu trinken. Alternativ kann man aber auch Vitamin-C-haltiges Baobabfruchtpulver über das Essen streuen und hat dann beides: Eisen *und* Vitamin C. 100 Gramm Baobabfruchtpulver enthalten 7 Milligramm Eisen, das sind rund 50 Prozent der empfohlenen Tagesdosis von 10 bis 15 Milligramm.

### Phosphor für das Säure-Basen-Gleichgewicht

In 100 Gramm Baobabfruchtpulver finden sich bis zu 210 Milligramm Phosphor, das sind 30 Prozent der empfohlenen Tagesmenge von 700 Milligramm. Der Phosphorgehalt in Kartoffeln hat in nur 50 Jahren um durchschnittlich 47 Prozent abgenommen. Dieses Mineral ist wichtig für den Energiestoffwechsel der Zelle und die Gesundheit von Knochen und Zähnen. Phosphor sorgt für die bessere Aufnahme und Verwertung von Glukose und verteilt Fettsäuren im Organismus. Er unterstützt auch die Aufrechterhaltung eines Säure-Basen-Gleichgewichts im Körper. Die meisten Menschen leiden aufgrund unserer säurebetonten Lebensweise – Stress ist der größte Säurefaktor, dazu kommen Genussmittel wie schwarzer Tee, Kaffee, Softdrinks und Alkohol – unter Übersäuerung oder Azidose.

Überschüssige Säuren werden vor allem im kollagenen Bindegewebe gespeichert, bei Frauen vorzugsweise an der Außenseite der Oberschenkel, der Innenseite der Knie und der Außenseite der Oberarme. Wenn Sie dort mit einem stumpfen Griff hinein kneifen, und es weh tut, sind dies Säuren. Wer physisch „sauer“

ist, ist dies auch oft seelisch: leicht gereizt, stimmungsmäßig labil, wenig belastbar. Übersäuerung oder Azidose ist außerdem der „saure Boden", auf dem viele „Säurekrankheiten" wie Diabetes, Arthrose, Krebs, Rheuma und Gicht als „Nährboden" angewiesen sind. Mit Baobab fördern wir ein Säure-Basen-Gleichgewicht im Organismus. Wenn wir dieses wieder erlangt haben, sind wir seelisch stabil, unternehmungslustig, unsere Gedanken sind klar und wir haben unser Leben wieder in der Hand.

## Zink – Stress lass nach

Bei Zink handelt es sich um ein antioxidativ wirkendes Spurenelement. Es fördert die Wundheilung, stabilisiert das Immunsystem, aktiviert mehr als 300 Enzyme und sorgt für die Insulinbildung und -speicherung in den Langerhansschen Zellen der Bauchspeicheldrüse. Es kommt hauptsächlich in Fleisch, Fisch, Schalentieren und Milchprodukten vor, so dass Vegetarier und vor allem Veganer auf eine ausreichende Zinkversorgung achten sollten. Gute Zinkquellen sind Kürbiskerne, Hülsenfrüchte und Haferflocken. Eine positive Wirkung wird mit zinkhaltigen Lebensmitteln erzielt bei Stimmungsschwankungen, einem schwachen Nervenkostüm, einer Störung der Sexualfunktionen, bei abnormen Essgelüsten, Diabetes und chronischen Darmerkrankungen. Zink ist wichtig für eine normale Funktion der Schilddrüse, für ein fittes Immunsystem, zum Schutz der Zellen vor oxidativen Schäden, zur normalen Spermabildung und für schöne Haare und stabile Nägel. Der Zinkgehalt von Baobabfrüchten liegt bei 0,47 Milligramm pro 100 Gramm (Lockett 2000). Die von der DGE empfohlene Verzehrmenge beträgt 7 bis 10 Milligramm am Tag.

## Kupfer für ein gesundes Nervenkostüm

Wie Zink ist auch Kupfer ein wichtiges Spurenelement und Bestandteil zahlreicher Enzyme. Die Konzentration von Kupfer ist im Gehirn, im Herz und in der Leber am höchsten. Dieses Mineral ist ein Baustoff für Neurotransmitter. Kupfer spielt eine wichtige Rolle für die normale Entwicklung des Nervensystems, es schützt vor Blutarmut und Arteriosklerose. Ohne Kupfer könnte sich kein Eisen in den Blutzellen einlagern. Es stärkt das Immunsystem und fördert die Bildung von Antikörpern wie den Natürlichen Killerzellen (NKZ), welche Krebszellen bekämpfen. Kupfer gehört zu den Antioxidanzien, welche gefährliche freie Radikale unschädlich machen. Außerdem sorgt es für die Pigmentierung von Haut und Haaren. Der tägliche Bedarf eines Erwachsenen beträgt 1 bis 1,5 Milligramm. Kupfer findet sich in Baobab in einer Konzentration von 0,55 Milligramm 100 Gramm. Gute Kupferlieferanten sind auch Gemüse und Vollkorngetreide.

### Selen für ein fittes Immunsystem

Das Spurenelement Selen ist Bestandteil der Glutathion-Peroxidase, die als Radikalenfänger für die Zellgesundheit wichtig ist. Selen wird in der begleitenden (adjuvanten) Krebstherapie eingesetzt. Bei einem ausreichend hohen Selenspiegel sinkt das Krebsrisiko um 35 Prozent. Selen schützt die Entgiftungsorgane, beugt Herzinfarkt und Schlaganfall vor, hemmt Entzündungen, harmonisiert die Funktion der Schilddrüse und schützt vor Autoimmunerkrankungen wie Rheuma. Wir brauchen zwischen 60 und 70 Mikrogramm täglich. Der genaue Selengehalt von Baobab ist bislang nicht wissenschaftlich dokumentiert worden.

### Mangan, ein seltenes Spurenelement

Mangan ist wichtig für die Aktivierung zahlreicher Enzyme und setzt in der Zelle Energie frei. Es verbessert die Verwertung von Glukose, stabilisiert den Blutzuckerspiegel und wirkt so als Diabetesprophylaxe. Außerdem ist Mangan notwendig für einen gesunden Gehirnstoffwechsel. Eine ausreichende Manganversorgung schützt vor Erkrankungen, die auf der Aktivität von freien Radikalen beruhen: Diabetes, Entzündungen, Immunschwäche und Depressionen. Baobab ist eine gute Quelle für Mangan, 100 Gramm enthalten 2,07 Milligramm dieses Spurenelements. Der tägliche Bedarf liegt bei 2 bis 5 Milligramm.

## Proteine: das ideale Aminosäurenprofil

Wenn Vegetarier und Veganer mit Fleischessern zusammentreffen, fragen letztere oft: „Woher bekommst Du denn Dein Eiweiß?". Was viele nicht wissen: Pflanzeneiweiß ist hochwertiger als Eiweiß tierischer Herkunft. Und: Wir brauchen gar nicht so viel Eiweiß, die Muttermilch enthält nur 1,5 Prozent Protein, Kuhmilch 3,5 Prozent. Eiweiß in Steaks muss der Körper erst einmal in Aminosäuren zerlegen, um daraus körpereigenes Eiweiß zu bilden. Diese Arbeit bleibt ihm bei pflanzlichem Eiweiß erspart. Bei Eiweiß geht es nicht um Quantität, sondern um Qualität. Dr. Rüdiger Dahlke: „Pflanzlich-vollwertig im Sinne von „Peace Food" ist also einmal mehr die Antwort. Und eine insgesamt niedrige Proteinzufuhr ist dabei viel günstiger als die heute eingerissene Eiweißmast."

Bei der Verdauung pflanzlicher Eiweiße entstehen zudem keine sauren Rückstände wie Harnsäure und Purine, welche den Darm verschlacken und zu einer Übersäuerung des Organismus führen können. Auf „saurem Boden" entstehen dann Säurekrankheiten wie Gicht oder Rheuma. Tiereiweiß führt über die Säurebelastung zu doppelt so hohen Entzündungswerten wie einem erhöhten Niveau des Stresshormons Cortisol. Damit steigt das Risiko von koronaren Herzerkrankungen und von chronischen Krankheiten insgesamt. Unsere Körperzellen bestehen im Trockengewicht zu rund 50 Prozent aus Eiweiß. Eiweißhüllen schützen die Enden von Chromosomen und damit unser Erbgut.

Aminosäuren als Bausteine des Lebens werden über das Blut zu den Stellen im Körper transportiert, an denen sie für Um- und Aufbauvorgänge benötigt werden, von denen mehrere Tausend sekündlich stattfinden. Droht dem Körper Gefahr durch eine Verletzung oder Infektion, kann er z. B. innerhalb kürzester Zeit Milliarden von Immunzellen bilden. Um diese Vorgänge optimal bewerkstelligen zu können, benötigt der Körper alle essenziellen Aminosäuren in der idealen Kombination. Ist dies nicht der Fall, sinkt der Wirkungsgrad und es entsteht Stickstoff als Abfallprodukt, der aufwendig über Leber und Nieren entgiftet werden muss, was die betreffenden Organe belastet. Eiweiß ist die Grundlage für unser Immunsystem und gilt als Baustein für Knochen und Muskeln. Von allen Nährstoffen geben Proteine dem Menschen das größte Sättigungsgefühl, sodass Menschen mit Übergewicht von einer ausreichenden Eiweißzufuhr profitieren. Eiweiß wird im Gegensatz zu Kohlenhydraten insulinunabhängig verstoffwechselt. Enzyme bestehen hauptsächlich aus Eiweiß. Sie wirken an allen Lebensprozessen mit. Dr. Mary Swope sagt: „Enzyme sind die Schlüssel zur Langlebigkeit“. Das Leben könnte man als „Tanz der Proteine“ bezeichnen.

Der Körper braucht alle acht **essenziellen Aminosäuren,** weil er sie nicht selbst herstellen kann. Diese sind **Isoleucin, Leucin, Lysin, Methionin, Phenylalanin, Threonin, Tryptophan** und **Valin.** Fehlt nur eine dieser essenziellen Aminsosäuren in einer Mahlzeit, kann der Körper aus den restlichen kein Körpergewebe aufbauen. Daher sind komplette Pflanzenproteine wie in Baobabfruchtfleisch und -blättern, Moringa, Gerstengrassaft und Afa-Algen so wichtig besonders für Vegetarier, Veganer und Rohköstler.

Die Baobabpulpe besteht zu etwa 5 Prozent aus Eiweiß. Dabei verfügt das Fruchtfleisch über ein ausgewogenes Aminosäureprofil einschließlich aller acht essenziellen und beinahe sämtlicher nicht-essenziellen Aminosäuren. Die Aminosäuren aus dem Baobabfruchtfleisch sind vom Körper zu fast 100 Prozent assimilierbar und für den Aufbau gesunder Gehirnzellen und Neurotransmitter sowie Rezeptoren von Neurotransmittern sehr wichtig. Diese sogenannten Polypeptide stellen Vorläufer der Botenstoffe dar, die Botschaften innerhalb des Gehirns, vom Gehirn zu den Muskeln und von den Organen zum Gehirn weitergeben.

Baobabfruchtfleisch enthält 1,49 Milligramm **Tryptophan** pro 100 Gramm. Aus dieser Aminosäure bildet der Körper Serotonin. Wir brauchen einen hohen Serotoninspiegel, um gut lernen zu können, konzentriert und ausgeglichener Stimmung zu sein und Lebensfreude zu erleben. Abends wandelt der Körper Serotonin ins Schlafhormon Melatonin um. Im Alter sinken der Serotonin- und Melatoninspiegel. Bei einem Mangel kann es zu Depressionen kommen.

In der Baobabpulpe finden sich 10,73 Milligramm **Isoleucin** pro 100 Gramm. Diese Aminsosäure ist wichtig für die Bildung von Proteinen und Enzymen und sorgt für normale Blutzuckerwerte, Ausdauer und ein hohes Energieniveau. **Leucin** findet sich zu 8,41 Milligramm pro 100 Gramm im Baobabfruchtfleisch. Diese essenzielle Aminosäure baut Muskeln auf, Knochen und Haut. Sie reguliert außerdem den Blutzuckerspiegel und fördert Heilungsprozesse. Leucin aktiviert Neurotransmitter wie Serotonin und Dopamin und wirkt dadurch stimmungsaufhellend.

Die **Lysin**-Konzentration in Baobabfruchtfleisch beträgt 14,62 Milligramm pro 100 Gramm. Lysin lagert Kalzium in die Knochen ein, ist wichtig zur Bildung von Antikörpern und bekämpft Viren. Außerdem reguliert Lysin zu hohen Blutdruck und lässt uns belastbarer für Stresssituationen werden. Die beiden schwefelhaltigen Aminosäuren **Methionin** und **Zystein** entgiften den Organismus, schützen vor UV- und Röntgenstrahlung und zerstören freie Radikale. Außerdem sind sie Bestandteil von Haaren, Haut und Fingernägeln. Beide bauen Muskelmasse auf und verbrennen Körperfett. Zystein, das der Körper aus der essenziellen Aminosäure Methionin bilden kann, hat darüber hinaus entzündungshemmende Eigenschaften und hilft bei der Ausleitung giftiger Schwermetalle. Methionin ist zu 4,92 Milligramm pro

100 Gramm, Zystein zu 11,23 Milligramm in Baobabfruchtfleisch enthalten.

**Phenylalanin** und **Tyrosin** stärken unser Nervensystem. Tyrosin wird vom Körper aus Phenylalanin gebildet und ist wichtiger Bestandteil der Neurotransmitter Dopamin und Norepinephrin. Die beiden Aminosäuren hellen die Stimmung auf, bekämpfen Schmerzen, verbessern das Gedächtnis und mäßigen den Appetit. Sie schenken Optimismus und Glücksgefühle und beugen Depressionen und Stimmungsschwankungen vor. In 100 Gramm Baobabfruchtfleisch finden sich 4,4 Milligramm **Phenylalanin** und 20,6 Milligramm **Tyrosin.**

**Threonin,** zu 2,96 Milligramm in 100 Gramm Baobabpulpe enthalten, ist für eine elastische und gesunde Haut wichtig, weil diese Aminosäure für die Bildung von Kollagen und Elastin gebraucht wird. Sie schützt auch Leber, Herz, Nerven und Skelettmuskeln und stärkt das Immunsystem, indem sie die Produktion von Antikörpern fördert. Threonin beugt Angststörungen und allgemein Störungen des Nervensystems vor. **Valin** liegt in einer Konzentration von 1,62 Milligramm pro 100 Gramm im Fruchtfleisch vor und fördert den Muskelaufbau. Diese Aminosäure erhöht zudem die Stresstoleranz, indem sie den Stoffwechsel der Neurotransmitter verbessert.

In Baobabfruchtfleisch und -blättern finden sich auch die meisten **nicht-essenziellen Aminosäuren:** Alanin, Arginin, Asparaginsäure, Glutaminsäure, Glycin, Histidin, Prolin, Serin, Tyrosin und Zystein. **Alanin** reguliert den Blutzuckerspiegel und beugt damit Diabetes vor. **Arginin** ist wichtig für ein fittes Immunsystem und beugt Erektionsstörungen vor. Aus dieser Aminosäure bildet der Körper das Wachstumshormon HGH, das für die Knorpelbildung zuständig ist, unsere Bandscheiben stärkt und so vor Bandscheibenproblemen schützt. **Asparaginsäure** fördert die Produktion von ATP oder Adenosintriphosphat für die Mitochondrien und schenkt dadurch mehr Lebenskraft. **Glutaminsäure** verbessert das Gedächtnis und neutralisiert Schwermetalle und Schimmelpilze. **Glycin** ist wichtig zum Aufbau von Antikörpern und stärkt das Immunsystem. **Histidin**, mit 2,71 Milligramm je 100 Gramm Fruchtfleisch vorliegend, erhöht die Widerstandsfähigkeit des Organismus gegenüber Umweltgiften und senkt das Allergierisiko. **Prolin** stärkt den Herzmuskel und beugt Arteriosklerose vor. **Serin** ist wichtig für gesundes Körperwachstum.

Baobabfruchtpulver und auch -blätter stellen damit eine hervorragende Quelle für essenzielle und nicht-essenzielle Aminosäuren dar und sind daher als tägliches Powerfood zu empfehlen besonders für Kranke, Kinder, Jugendliche, Veganer, körperlich schwer arbeitende Menschen, Menschen mit geschwächtem Immunsystem, Geistesarbeiter und Kreative, sportlich Aktive, Personen in der Rekonvaleszensphase, Menschen mit Übergewicht (Eiweiß sättigt wie keine andere Stoffgruppe), Schwangere, stillende Mütter und Menschen mit erhöhtem Eiweißbedarf aufgrund von Stressbelastung. Gegenüber Fleisch und Milchprodukten hat Baobab als Eiweißquelle den wichtigen Vorteil, dass dieses für den Körper leichter verfügbar ist und den Organismus weder mit Säuren, Fett, Schlacken und Cholesterin belastet noch zu Allergien führt. Baobab ist eine vollständige, hochwertige Eiweißquelle. Die Afrikaner wissen das intuitiv. Baobabgetränke werden in Afrika Babys als Folgemilch nach dem Abstillen verabreicht.

## Die Ballaststoffe – lösliche und unlösliche in perfekter Balance

Das Baobabfruchtpulver enthält erstaunliche 44 bis 50 Prozent Ballaststoffe in einem optimalen Verhältnis von 50 Prozent wasserlöslichen zu 50 Prozent unlöslichen Faserstoffen. Sowohl die löslichen als auch die unlöslichen Ballaststoffe sind sehr gesund und sorgen für den Aufbau einer funktionierenden Darmflora. Unsere Ernährung ist im Vergleich zu früher jedoch ballaststoffärmer. Der durchschnittliche Verzehr von Ballaststoffen liegt heute in Deutschland bei kümmerlichen 14 Gramm, so der letzte Ernährungsbericht der Bundesregierung aus dem Jahr 2012. Ärzte empfehlen, täglich mindestens 30 Gramm Ballaststoffe zu sich zu nehmen. Unsere Vorfahren in der Steinzeit aßen davon jeden Tag durchschnittlich 60 Gramm. Genetisch sind wir noch stark an die Ernährungs- und Lebensgewohnheiten der Frühmenschen angepasst. Weil das Bewusstsein hierfür wächst, ziehen heute Ernährungsbücher, die sich mit der Steinzeiternährung beschäftigen, ein großes Publikum an und erreichen oft Bestsellerstatus.

Ballaststoffe gehören zu einer gesunden und ausgewogenen Ernährung ganz sicher dazu. Sie sind alles andere als „Ballast" für den Körper, sondern sorgen für eine optimale und zügige Verdauung, es sind also eher „Befreier", die uns leicht und schwungvoll machen.

**Wasserlösliche Ballaststoffe** verbessern die Blutfettwerte. Sie verbinden sich im Darm mit der Gallensäure und werden mit überschüssigem Cholesterin ausgeschieden. Dadurch kann ein zu hoher Cholesterinwert gesenkt werden, der einen Risikofaktor für Arteriosklerose oder Arterieninnenwandverkalkung darstellt und damit die Entwicklung von Herzinfarkt und Schlaganfall begünstigt.

Außerdem sorgen die im Baobab reichlich vorhandenen löslichen Ballaststoffe dafür, dass der Blutzuckerspiegel nach einer Mahlzeit niedrig bleibt, selbst nach einer Mahlzeit mit hohem glykämischem Index wie Weißmehlprodukten. Ein ausgeglichener Blutzuckerspiegel entlastet die Bauchspeicheldrüse und beugt Diabetes Typ II, dem erworbenen Diabetes, vor. An Diabetes sind mittlerweile mehr als acht Millionen Bundesdeutsche erkrankt mit einer Dunkelziffer von rund zwei Millionen, die von ihrer Krankheit noch nichts wissen. Wasserlösliche Ballaststoffe wie Pektin oder Speicher-Polysaccharide dehnen durch ihre Bindung von Wasser den Magen. Dem Gehirn wird früher signalisiert: Ich bin satt und gesundes Gewichtsmanagement wird erleichtert. Mittlerweile sind mehr als die Hälfte der Bundesdeutschen übergewichtig.

Die löslichen Ballaststoffe in Baobabfruchtpulver sind für seine prebiotische Wirkung verantwortlich, das heißt, sie fördern das Wachstum einer gesunden Darmflora. Unverdauliche Kohlenhydrate fördern Stoffwechselprozesse der gesunden Mikroflora im Darm, dazu zählen Laktobazillen und Bifidusbakterien. Die italienischen Forscher Vertuani et al. (2001) und Manfredini (2002) wiesen nach, dass Baobabfruchtfleisch signifikant das Wachstum physiologisch wertvoller Darmbakterien fördert und dadurch die Verdauungsleistung optimiert, das Immunsystem stärkt sowie Durchfallerkrankungen und entzündliche Prozesse im Darm verhindert bzw. eindämmt. Ein Großteil des Immunsystems ist im Darm angesiedelt. Auch werden dort wichtige Vitamine wie Vitamin K und Vitamin B12 hergestellt, vorausgesetzt, der Darm ist gesund und die richtigen Arten von Bakterienstämmen haben sich dort ausreichend angesiedelt. In einem Patentverfahren konnte die „Baobab Fruit Company“ belegen, dass Baobab im Vergleich zu Glukose in der Lage war, das Wachstum symbiotischer „guter“ Darmbakterien wie Bifidobacterium longum und Bifidobacterium infantis wesentlich deutlicher zu steigern, daneben auch die Entwicklung der Bifidus-Bakterienstämme B16, Bifidum A3, Bifidum batteri sowie der Laktobakterien. Ihr Wachstum wurde durch Baobabfruchtpulver im Vergleich zu Glukose mindestens verdoppelt, bei bestimmten Bakterienstämmen wie Bifido batteri sogar vervierfacht. Wer an einer gesunden Darmflora interessiert ist, sollte sich unbedingt Lebensmittel mit einem hohen Anteil löslicher Ballaststoffe wie Baobab zuführen.

Auch die **unlöslichen** Ballaststoffe in Baobab wie Zellulose, Lignin und Hemizellulosen sorgen im Körper für ein vermehrtes Sättigungsgefühl, dank ihrer hohen Quellfähigkeit. Weil der Darm gut gefüllt ist, signalisiert er dem Gehirn: „Ich brauche noch keinen Nachschub.“ Der Mensch fühlt sich schon während einer Mahlzeit mit einem hohen Gehalt von unlöslichen Ballaststoffen schneller satt und isst nicht mehr als nötig. Daher kann Baobabfruchtpulver ein wichtiger Eckpfeiler beim Gewichtsmanagement und dem Halten des Idealgewichts werden. Nicht-wasserlösliche Ballaststoffe verdünnen die Konzentration von krebserregenden Substanzen und sorgen für einen gesunden pH-Wert im Dünn- und Dickdarm, sodass die gesunde Darmflora sich wohlfühlt und rasant vermehren kann. Darüber hinaus vergrößern sie die Insulinempfindlichkeit und beugen damit Diabetes vor.

Unlösliche Faserstoffe stimulieren durch das erhöhte Darmvolumen auch die Peristaltik. So beugen sie Verstopfung vor und sorgen für eine rege und zuverlässige Entleerung. Nur, wenn wir möglichst jeden Tag Stuhl absetzen, bleiben Essensreste nicht unnötig lange im Darm, was zu Divertikelbildung – Ausstülpungen in der Darmwand – führen kann. Divertikelbildung betrifft viele: Mehr als 60 Prozent der über 60-jährigen Männer leiden darunter! Divertikel können sich entzünden, man spricht dann von Divertikulitis. Dies ist eine ernste Erkrankung, die potenziell zu einem Darmverschluss oder der Perforation der Darmwand und Eintritt von Stuhl in den sterilen Bauchraum führen kann. Bei beiden Krankheitsbildern ist eine sofortige Operation nötig, und es geht dabei um Leben und Tod, das heißt, um Stunden.

Bei einer trägen Verdauung kann es auch leicht zu Entzündungen der Darmschleimhaut kommen, die chronisch werden können, was zur Entartung von Zellen und damit zur Entstehung von Dickdarmkrebs führen kann. Nur bei ausreichender Zufuhr von genügend löslichen Ballaststoffen kann der Darm ausreichend von Darmgiften befreit werden, da diese Faserstoffe wie ein Löschpapier wirken. Toxine werden aufgesaugt und zur Ausscheidung gebracht. Der Mensch fühlt sich wohl, energiegeladen, ist seelisch ausgeglichen und hat wieder klare Gedanken. Ballaststoffreiche Lebensmittel wie Baobabfruchtpulver oder Chiasamen wirken allgemein krebshemmend, so Lothar Burgerstein in seinem „Handbuch Nährstoffe“, und sollten daher reichlich verzehrt werden.

Sie erhöhen die Aufnahme von bestimmten Mineralstoffen wie Magnesium, Eisen, Kupfer und Mangan. Unser Obst und Gemüse hat in den letzten 50 Jahren rund 60 Prozent seiner Mineralstoffdichte eingebüßt aufgrund des sauren Regens, der Auslaugung der Böden, falscher Düngung und fehlender Humuswirtschaft.

## Polyphenole und weitere Pflanzenbegleitstoffe – die Alleskönner für unsere Gesundheit

Nahrungsmittelallergien greifen um sich und werden meist durch bestimmte Proteine ausgelöst. So reagieren Apfelallergiker aus Mitteleuropa häufig auf das Protein Mald 1. Das Allergiepotenzial wird von der Menge, aber auch der Struktur des Proteins bestimmt. Die Struktur ist in den Genen festgelegt. Forscher des Bundesforschungsinstituts für Kulturpflanzen in Dresden haben nun herausgefunden, dass Polyphenole mit Mald 1 interagieren und dafür sorgen, dass sein Allergenpotenzial sinkt. Einige Apfelsorten, besonders Mostsorten, sind weniger allergen, weil sie noch viele Polyphenole enthalten. Da diese Stoffe wegen ihres oft bitteren Geschmacks aus jüngeren Sorten herausgezüchtet wurden, haben neuere Obstsorten ein höheres allergisches Potenzial. Ich habe in meinem Schrebergarten eine uralte Boskopsorte, und Apfelallergiker vertragen diese Äpfel oft ohne Probleme. Dieses Beispiel zeigt, dass Züchtungserfolge meist nichts mit Gesundheit zu tun haben, sondern es eher um Geschmack, Aussehen und Haltbarkeit geht. Wertvolle Inhaltsstoffe bleiben dabei auf der Strecke.

Dr. Olaf Adam schreibt in seinem „Leitfaden der Ernährungsmedizin“: „Polyphenole stellen aufgrund ihres breiten Wirkungsspektrums ein echtes Highlight der sekundären Pflanzenstoffe dar.“ „Sekundär“ klingt abwertend. Sie sind genauso wichtig für unsere Gesundheit wie Vitamine, wurden nur später entdeckt, daher diese Bezeichnung. Für die Therapie von Krebs und anderen Krankheiten sind sekundäre Pflanzenstoffe oder „bioaktive Substanzen" viel wichtiger als Vitamine. Sekundäre Pflanzenstoffe sind in aller Munde, weil diese Substanzen die Blutgefäße stärken und das Immunsystem, und so vor Entzündungen und Krebs schützen. Man schätzt, dass Pflanzen mindestens 20.000 dieser phytochemischen Wirkstoffe entwickelt haben. Die Pflanze bildet Farbstoffe, Gerbsäuren und Geschmacksstoffe mit Polyphenolen oder Flavonoiden, um sich ihrer Fressfeinde zu erwehren. Polyphenole gehören zur Gruppe der Phytamine, das sind Pflanzenstoffe, die für unsere Wohlergehen ähnlich wichtig wie Vitamine sind. Baobab enthält besonders viele dieser gesunden Pflanzenbegleitstoffe.

Flavonoide, eine Untergruppe von Polyphenolen, sind in der Lage, Metallionen mit einer Art Isolierschicht zu umgeben. Man spricht von Chelatbildung. Auf diese Weise hemmen sie eine Reihe von Enzymen in Bakterien oder Viren und entfalten hierdurch eine starke entzündungshemmende, antivirale und antibakterielle Wirkung.

Catechine, eine Untergruppe der Flavonoide, sind besonders konzentriert in grünem Tee anzutreffen. Allerdings braucht es etwa zehn Minuten, bevor die Polyphenole ins Teewasser „wandern" können. Dann schmeckt der Tee bitter. Kurze Aufbrühzeiten von zwei bis drei Minuten bringen gesundheitlich keinen Effekt. Ich empfehle aus Geschmacksgründen als Alternative Moringa- oder Baobabblättertee sowie einen Aufguss mit Baobabfruchtpulver, diese Zubereitungen enthalten ähnlich viele Polyphenole wie Grüntee und schmecken auch nach 10 Minuten Ziehzeit noch. Untersuchungen zeigen, dass schon eine Tasse auf diese Weise zubereiteten Tees die antioxidative Kapazität des Blutplasmas innerhalb von 30 bis 60 Minuten erhöht. Vergleichende Studien zeigten, dass Polyphenole im grünen Tee Chemopräventiva gleichwertig sind.

Eine Dreimonatsstudie mit Frauen wies nach, dass Flavanole wie Epicatechin und Catechin die Hautstruktur und die Hautfunktion verbessern. Das Ergebnis war eine verbesserte Hautfeuchtigkeit, -elastizität und weniger raue und schuppige Haut. Flavanole gehören zu den Polyphenolen und schützen vor Schäden durch UV-Strahlung, sie wirken antikanzerogen und schützen das Herz. Ärzte wie Professor Dr. Walter Veith empfehlen Phytoöstrogene oder Flavanole nicht nur für Frauen, sondern auch Männer (einen Vortrag von ihm darüber können Sie im Internet[5] anschauen). Untersuchungen zeigen, dass die Kombination von Catechinen in Pflanzen ein größeres synergetisches Wirkspektrum besitzt als Einzelsubstanzen aus der Apotheke.

Catechine, die in Baobab vorkommen, erhöhen die antioxidative Kapazität des Blutplasmas. Sie zerfallen 10-mal langsamer als Vitamin C oder Betacarotin und verlängern die Einsatzdauer von Vitamin E und Betacarotin beträchtlich. Im Labor konnte das Catechin EGCG (Epigallocatechingallat), das auch in Baobab vorkommt, in einer Kultur menschlicher Lungenkarzinomzellen die Apoptose, den Zelltod der Krebszellen, auslösen. EGCG wirkt als Radikalfänger 20-mal stärker als Vitamin C. Eine Kombination von EGCG und Kurkuma, so eine weitere Untersuchung, hemmt das Wachstum von Tumorzellen und deren Metastasierung.

Epicatechin schützt das Herz, indem es die Funktion des Endothels, der Zellen der innersten Wandschicht von Lymph- und Blutgefäßen, stärkt. Dadurch kann Bluthochdruck sinken und Gefäßerkrankungen können sich verbessern. Ellagsäure, ebenfalls in Baobab enthalten, neutralisiert potenziell krebserregende Zellgifte und senkt so bei genügender Zufuhr das Krebsrisiko um zwei Drittel, wie Pratt und Matthews in ihrem Buch „SuperFood“ dokumentieren. Polyphenole können sogar die motorischen Fähigkeiten um 6 Prozent verbessern und damit Menschen mit Multipler Sklerose (MS) helfen (ebd.).

Polyphenole gehören zu den klassischen Antioxidanzien, sie sind stärkere Radikalfänger als die dafür bekannten Vitamine C und E oder Betacarotin. Sie haben einen um 40 Prozent höheren antioxidativen Effekt als eine entsprechende Menge Vitamin E und beugen Herzinfarkt vor. Außerdem verhindern sie die Zusammenballung von Blutplättchen und wirken als Prophylaxe für Embolien. Sie verhindern zudem die Oxidation von Fetten. Polyphenole hemmen Karies und verringern die Gefahr, an Alzheimer oder anderen Demenzformen zu erkranken. Das Risiko konnte um durchschnittlich 76 Prozent gesenkt werden, wie eine Studie des Vanderbilt University Medical Center, USA, nachwies. Polyphenole wirken als Tausendsassas: entzündungshemmend, immunmodulatorisch, antioxidativ, antimikrobiell, antiviral und Herzinfarkt vorbeugend.

In Baobab sind noch weitere bioaktive Pflanzenbegleitstoffe vorhanden, wie das Flavonoid Quercetin, das sehr erfolgreich freie Radikale fängt, Carotine und Kumarine, alle bekannt für ihre Anti-Krebs-Wirkung. Sekundäre Pflanzenstoffe hemmen außerdem Entzündungen. Alle diese phytochemischen Wirkstoffe sind Radikalenfänger. Denham Harman wies 1972 nach, dass Antioxidanzien besonders in den Kraftwerken der Zellen, den Mitochondrien, wirken, in denen bei der Energiegewinnung am meisten freie Radikale entstehen, die aber auch ganz besonders darunter leiden. Daher sind bioaktive Substanzen in Superfoods wie Baobab so wichtig für unsere Zellgesundheit.

An Polyphenolen wurden in Baobabfruchtfleisch bisher entdeckt: mehrere Sorten von Epicatechinen, das sind Flavonoide mit starken antioxidativen Wirkungen, Quercetin, Quercetin-3-0-ß-D-Glukosid, Rhamnopyranoside, Beta-Sitosterol, Stigmasterol, Proanthocyanide, Terpenoide, Flavonoide, Sterole, Ellagsäure, Kumarine und andere. Auch die harte Fruchthülle steckt voller Polyphenole! Forscher wie Lamien-Meda et al. 2008 vermuten, dass die Phenole in Baobab den größten Anteil an seinem beeindruckenden antioxidativen Potenzial haben. Die Konzentration von Polyphenolen beträgt 4057,5 Milligramm GAE (Gallensäure-Äquivalent) auf 100 Gramm Fruchtfleisch, davon Quercetin 42,7 Milligramm pro 100 Gramm GAE.

## Die Blätter

Baobabblätter sind in Europa bisher nur von einigen Firmen erhältlich. In vielen Ländern Europas findet man aber schon Teebeutel mit Baobabblättern, hergestellt in der Dependence der „Baobab Fruit Company Senegal" in Rom. Eine Firma in Italien, die europaweit ihre Produkte vertreibt, produziert Kosmetika auf der Basis von grünem Blattpulver.

Die Firma „Biomega" in Trofaiach, Österreich, hat mir freundlicherweise ihre Inhaltsanalyse der Blätter zur Verfügung gestellt.

**100 Gramm gemahlenes Blattpulver enthalten**

Kohlenhydrate einschließlich Schleimstoffe 40–80 Gramm
Proteine 10–15 Gramm
Fett 4–6 Gramm
Ballaststoffe 11 Gramm
Asche 9–17 Gramm

In den Blättern des Affenbrotbaums wurden neben Aminosäuren, Mineralien und Vitaminen (deren Bedeutung ich oben erläutere im Kapitel über die Inhaltsstoffe des Fruchtfleisches, s. S. 56) Inhaltsstoffe wie Tannine, Phlorotannine, Glykoside, Saponine und Terpenoide isoliert sowie Antioxidanzien, darunter Flavonoide und Polyphenole. Durch einen Wasserauszug konnten Phytosterole, Chlorophyll und Schleimstoffe bestimmt werden.

Wie das Fruchtfleisch enthalten Baobabblätter sämtliche essenziellen sowie fast alle nicht-essenziellen **Aminosäuren.** Die essenziellen Aminosäuren muss der Körper über die Nahrung aufnehmen. Was die Zusammensetzung der Aminosäuren betrifft, gelten Baobabblätter bei fünf der acht essenziellen Aminosäuren nach den WHO-Standards als „gut“. Sie stellen eine wichtige Quelle der Aminosäure Tryptophan dar, aus der der Körper Neurotransmitter aufbaut.

Baobabblätter sind außerdem eine gute Quelle für **Mineralien.** Fast alle essenziellen Spurenelemente einschließlich Zink, Mangan, Bor, Kalium, Molybdän und Magnesium sind in den Blättern enthalten. Besonders hoch sind die Konzentration von Kalzium mit bis zu 26,4 Milligramm pro 100 Gramm Trockengewicht sowie der Gehalt von Eisen (7 Milligramm), Magnesium (5,49 Milligramm) und dem Spurenelement Mangan mit 89,3 Mikrogramm. Baobabblätter enthalten auch nennenswerte Mengen von Phosphor (3,02 Milligramm) und Kalium (10,8 Milligramm).

Sie sind zudem eine gute **Vitaminquelle** und enthalten zum Beispiel relativ viel Vitamin B1 (Thiamin), Vitamin B2 (Riboflavin) und Vitamin B3 (Niacin), gut für Gedächtnis und Stimmung, sowie mehr als 200 Milligramm Vitamin C (Ascorbinsäure) pro 100 Gramm. Das ist 4-mal so viel wie in Orangen. Allerdings enthält das Baobabfruchtfleisch im Vergleich mit den Blättern noch mal doppelt so viel Vitamin C.

Baobabblätter sind auch eine gute Quelle von Carotinen, die der menschliche Körper teilweise in Vitamin A (Retinol) umwandelt. Dazu gehören Alphacarotin, Betacarotin (auch Provitamin A genannt) und Betacryptoxanthin. Der Gesamt-Carotingehalt der Blätter beträgt etwa 10 Milligramm pro 100 Gramm. Carotine sind kraftvolle Antioxidanzien, die vor Krebs und anderen Krankheiten schützen. In einer Tabelle der WHO-Schrift „Produits Végètaux Riches en Carotènes“ (2001) haben Baobabblätter unter 27 Provitamin-A-reichen Nutzpflanzen der afrikanischen Sahelzone den zweithöchsten Provitamin-A-Wert und liegen auch beim Proteingehalt im ersten Drittel. Baobabblätter enthalten 4-mal so viel Provitamin A wie Mangos, die als gute Quelle gelten. Provitamin A kann nicht überdosiert werden. Der Körper wandelt nur so viel in körpereigenes Vitamin A um, wie er gerade benötigt. Nur Vitamin A tierischen Ursprungs kann überdosiert werden.

Wichtige Bestandteile des Blattpulvers sind auch die **Catechine**, die rund 2,8 Prozent des Gewichts der Blätter ausmachen (Johnson et al. 2002). Catechine sind aus grünem Tee als kraftvolle Antioxidanzien bekannt. Als Radikalenfänger wirken sie krebsvorbeugend und bremsen Alterungsprozesse ab. Untersuchungen belegen, dass durch das Kochen der Blätter erwartungsgemäß die Aktivität der Antioxidanzien wesentlich abgeschwächt wurde.

## Die Samen und das Samenöl

Die kleinen Samen vom riesigen Affenbrotbaum haben eine ziemlich harte Schale und schmecken lecker, ähnlich wie Mandeln. Sie haben erwartungsgemäß einen hohen Nährwert mit 431 bis 514 Kilokalorien pro 100 Gramm. Eiweiß, Öl, Fasern, Mineralien, Pektin und Fettsäuren finden sich in hoher Konzentration. Die Samen enthalten mehr Eiweiß und Lysin – eine essenzielle Aminosäure – als Erdnüsse.

**100 Gramm Baobabsamen enthalten**

Kohlenhydrate 4,8 Gramm
Proteine 33,7 Gramm
Fett 30,6 Gramm
Ballaststoffe 16,9 Gramm
Asche 5,9 Gramm
(Quelle: Sidibe/Williams 2002, S. 42)

Auch die Baobabsamen enthalten – wie die Fruchtpulpe – alle essenziellen und nicht-essenziellen Aminosäuren. Der Anteil an Rohprotein beträgt etwa 5 Prozent. Bei den Aminosäuren Threonin, Valin, Isoleucin, Leucin und Lysin entspricht die Konzentration den von der Weltgesundheitsorganisation (WHO) empfohlenen Idealwerten. Bei Phenylalanin, Tyrosin, Methionin und Zystein erreicht die Aminosäurekonzentration in Baobabsamen etwa die Hälfte des WHO-Ideals (vgl. Sidibe/Williams 2002). Zwischen 57 und 85 Prozent des Idealwerts der WHO wird bei den schwefelhaltigen Aminosäuren erreicht. Das Aminosäureprofil der Baobabsamen wird insgesamt als günstig für die Bedürfnisse des Menschen betrachtet.

Baobabsamen enthalten bedeutende Mengen der essenziellen Fettsäuren Linolsäure und Alpha-Linolensäure. 38 Prozent der Fettsäuren bestehen aus Mystirinsäure, 19,7 Prozent aus Palmsäure, 3,2 Prozent aus Stearinsäure, 22,4 Prozent aus Ölsäure, 1,2 Prozent aus Linolsäure und 1 Prozent aus Alpha-Linolensäure (vgl. Eteshola/Oraedu 1996). Eine Grafik über die Zusammensetzung der Fettsäuren in Baobaböl finden Sie im Kapitel über Kosmetik. Auch der Mineralstoffgehalt der Samen ist hoch, besonders beim leicht assimilierbaren Kalzium und Eisen.

Das Öl aus den Samen hat eine goldgelbe Farbe und ist so gut wie geruchlos. Aus 8 Kilogramm Samen kann man etwa 1 Liter Öl gewinnen. Im Vergleich weisen Baobabsamen und das daraus gewonnene Öl etwa so viel Jod auf wie Maiskeimöl und deutlich mehr als Palmöl. Baobabsamenöl enthält aber wesentlich mehr ungesättigte Fettsäuren als diese beiden. Die Betacarotinkonzentration von Baobabsamenöl beträgt 43,36 Mikrogramm pro 100 Gramm, das ist das Doppelte im Vergleich zum Palmöl und das Siebenfache verglichen mit dem Maiskeimöl. Das Öl enthält Stigmasterol und Betasitosterin und noch weitere Pflanzenbegleitstoffe wie Phytosterine, Campesterol, Fucosterol und verschiedene Avenasterole, welche im Dünndarm die Aufnahme von Cholesterin ins Blut vermindern. Der Körper greift dann auf die eigenen Cholesterinreserven zurück und ein zu hoher Cholesteringehalt im Blut kann sinken. Bioflavonoide wirken antioxidativ und helfen auch, das Dickdarmkrebsrisiko zu verringern.

Auch wenn Gerald E. Wickens dies in Abrede stellt, enthält das Baobabsamenöl auch Cyclopropan-Fettsäuren, welche die Leber belasten können. Deshalb sollte man das Samenöl und die Samen nicht in größeren Mengen roh verzehren. Allermeistens werden die Samen in Afrika geröstet oder gekocht, also erhitzt. Durchs Erhitzen werden diese nicht erwünschten Inhaltsstoffe neutralisiert. Alkaloide enthalten die Samen nicht. In Europa ist Baobaböl nicht als Lebensmittel zugelassen, aber als Zusatz für Kosmetika im Handel erhältlich.

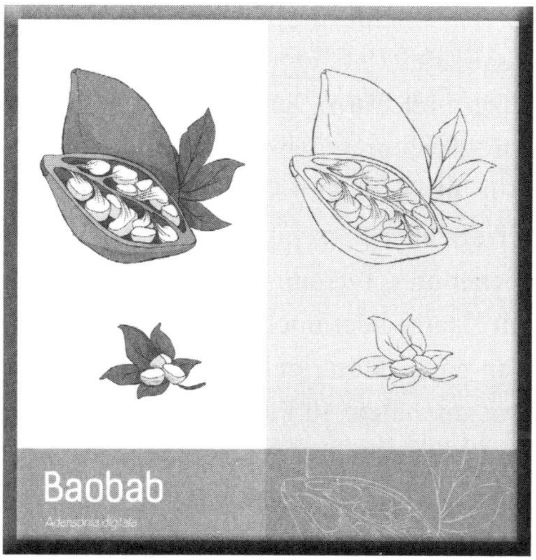


# Baobab als Vorbeugung und Therapie von Krankheiten

# Für einen gesunden Darm

*„Was wir essen, bestimmt das Gemüt.“* (HIPPOKRATES, 5. JH. V. CHR.)

Der Darm ist „in“, Darmbücher wie „Darm mit Charme“ avancieren zu Bestsellern. Warum?

Wir haben ein Bauchhirn mit mehr Nervenzellen als im gesamten Rückenmark. Und einen regen Informationsaustausch zwischen Gehirn und Darm. 80 Prozent der Informationen gehen dabei vom Bauch zum Gehirn, nicht umgekehrt. 99 Prozent der Bakterien in unserem Organismus sind im Darm zu finden. Der Darm ist trotz aller Forschung immer noch eine Terra incognita, ein unbekanntes Terrain. Auf dem Mond waren wir, aber der „Kontinent“ Darm liegt noch im Halbdunkeln. Erst seit 2007 arbeitet man an einer Bakterienkarte, einem menschlichen Bakterienatlas. Erst geschätzte 40 Prozent der Bakterienstämme sind identifiziert und nur einige davon einigermaßen gut erforscht.

„Der Darm ist die Wurzel der Pflanze Mensch“, postulierte der berühmte österreichische Arzt und Darmexperte Dr. Franz Xaver Mayr, Begründer der Mayr-Kuren. Wenn der Darm gesund ist, ist es meist auch der Mensch. Ist der Darm krank, *kann* der Mensch nicht gesund sein, weder körperlich noch psychisch. Wie die Pflanzenwurzeln Nährstoffe aus dem Boden „saugen“, so entnehmen die Darmzotten der Nahrung wichtige Nährstoffe. Ist der Darm entschlackt oder entzündet oder ist die Darmflora aus dem Gleichgewicht und haben ungesunde Keime die Oberhand gewonnen und ist damit eine Dysbiose entstanden, werden Gifte nicht mehr zügig entsorgt und leiden Körper und Gehirn Mangel, selbst bei einer gesunden und vitalstoffreichen Ernährung. Übergewicht kann mit einer gestörten Darmflora zusammenhängen, und Unter- und Mangelernährung mit einer Verschlackung der Darmzotten im Dünndarm, die nicht mehr im notwendigen Ausmaß Vitalstoffe entnehmen können. Wenn der Darm krank ist, leidet auch der Mensch.

„Der Tod sitzt im Darm“, so ein weiteres Zitat des Arztes Dr. Mayr. Er behandelte in der ersten Hälfte des 20. Jahrhunderts in Karlsbad alle Patienten, als ob sie einen kranken Darm hätten. Viele wurden ganz gesund und bei allen trat zumindest eine Besserung der Beschwerden ein. Schon damals stellte er fest, dass nur noch Neugeborene, gestillte Babys und Angehörige von Naturvölkern einen ganz gesunden Darm hätten. Damals gab es noch kein Fast Food, keine künstlichen Konservierungs- und Farbstoffe und auch keine Geschmacksverstärker. Man kann also davon ausgehen, dass die Darmgesundheit seither nicht besser geworden ist, sondern vielmehr schlechter.

Im Darm wird Nahrung, Äußeres, zu uns selbst. Lebensmittel werden zu Grundstoffen für den Aufbau von Körperzellen. Entscheidend für unser körperliches und seelisches Wohlbefinden ist die Zusammensetzung unserer Darmflora, ein wichtiges Ökosystem unseres Körpers. Wir besitzen bis zu 2 Kilogramm Darmbakterien und der Hauptteil unserer festen Ausscheidungen besteht aus abgestorbener Darmflora. In unserem Verdauungstrakt tummeln sich rund 100 Billionen (!) Bakterien, und in 1 Gramm Stuhl sind mehr Mikroben zu finden als Menschen auf der Erde. Diese Helfer- und Helfershelfer sind eine Armee von Heinzelmännchen. Eine gesunde Besiedelung des Darms mit vielen physiologischen Darmbakterien wie Acidopholus und Bifidus sorgt für die optimale Entgiftung möglicher Umwelttoxine, Viren, Salmonellen und schädlicher Bakterien, die wir uns über die Nahrung zuführen. Daneben fördern „gute“ Bakterien ein starkes Immunsystem, sie stellen Vitamine wie Vitamin B12 oder Vitamin K her sowie Säuren und Fette. Sie sind also kleine nützliche Produzenten. „Gute“ Bakterien verteidigen unseren Darm und stellen genau die richtige Menge von „Defensinen“ her, bakterielle Abwehrstoffe.

Antibiotika, schlechte Ernährung, Krankheit und Stress können die gesunde Darmflora dezimieren und ungesunde Keime wie Candida albicans begünstigen. Wenn wir unter Stress leiden, kommunizieren Gehirn und Darm miteinander. Der Darm spart Energie bei der Verdauung, reduziert seine Durchblutung und produziert weniger Schleimstoffe. Allerdings ist dieser Mechanismus nicht für Daueranwendung gedacht. Die Darmwände werden schwächer, weil schlecht durchblutet und zu wenig mit Schleim versorgt. Stress verändert das Milieu im Bauch. Wir sind sozusagen der Gärtner für unsere Bakterienflora mit einer großen Verantwortung. Bei zu viel und vor allem chronischem Stress verändert sich die Darmflora ungünstig. Und löst dadurch Gefühle von Überforderung aus. Ein Teufelskreis entsteht. Ich empfehle daher auch für einen gesunden Darm und Organismus unbedingt Methoden zur Tiefenentspannung und Stressabbau wie das authentische Reiki, das ich erfolgreich seit 1984 in Seminaren vermittele. „Angst essen Seele auf", so ein Filmtitel. Eine gesunde Darmflora wirkt stimmungsaufhellend. 95 Prozent des körpereigenen Serotonins, des Wohlfühlhormons, wird in den Darmzellen produziert.

Menschen mit einer gestörten Darmflora oder Dysbiose können antriebsschwach werden, ihr Immunsystem ist heruntergefahren, einige neigen bei zu vielen „Moppelbakterien", zu Übergewicht, Allergien können entstehen, Arthritis oder Verdauungsbeschwerden wie Durchfall. Daher kann man bei einer Entgleisung der Darmflora lebende Milchsäurebakterien wie Lactobazillen und Bifidobakterien einnehmen, die es in der Apotheke gibt. Man muss diese so genannten Probiotika mindestens vier Wochen lang einnehmen und sollte sich informieren, ob die Bakterienstämme optimal bei den jeweiligen Beschwerden wirken.

Die Therapie mit Probiotika hat einen gravierenden Nachteil. Sobald man sie nicht mehr nimmt, verschwinden sie meist wieder. Es ist nicht gewährleistet, dass die „guten" Bakterien auch dauerhaft anwachsen. Außerdem kennen wir erst etwa 40 Prozent unserer Darmbakterien. Aber was für eine dauerhaft wirkende Alternative zu Probiotika gibt es?

Darmbakterien haben also einen großen Einfluss auf unsere seelische Verfassung und auf unseren Körper. Das Gute: Der Mensch kann mit seiner Ernährung die Darmbakterien beeinflussen. Durch bestimmtes Essen kann man „gute" Bakterien fördern. Indem sie selektiv besser ernährt werden, werden sie mächtiger und können „schlechte" Bakterien, die unserer Gesundheit abträglich sind, leichter in Schach halten. Prebiotika sind Substanzen, welche der menschliche Organismus nicht verdauen kann, die jedoch den guten Mikroorganismen im Darm als Nahrung dienen. Prebiotika fördern eine gesunde Mikrobenbesiedelung des Darms und schaffen ein gutes Milieu im Verdauungstrakt. Denn schlechte Darmbakterien können Prebiotika nicht verwerten.

Der griechische Arzt der Antike, Hippokrates, sagte schon damals: „Was wir essen, bestimmt das Gemüt" und „Du bist, was Du isst." Die Wissenschaft erforscht mittlerweile die Wirkung von Nahrungsmitteln auf die Stimmung. Biochemische, körpereigene Stoffe beeinflussen das seelische Wohlbefinden. Bestimmte Botenstoffe, auch Neurotransmitter genannt, spielen hier eine Schlüsselrolle. Der Wichtigste aus dieser Gruppe ist vielleicht Serotonin, das ausschließlich in den Zellwänden des Dickdarms hergestellt wird. Angesichts dessen wird klar, welch wichtige Rolle eine gesunde Darmflora für unser seelisch-geistiges Wohlbefinden hat, für positive Stimmungen und konstruktive, aufbauende Gedanken.

Eine herausragende Stellung zur Förderung einer gesunden Darmflora stellt Baobabfruchtpulver dar. Baobab ist reich an Verdauungsenzymen und Prebiotika, welche das Wachstum von probiotischen Bakterien, krankheitsvorbeugende Milchsäurebakterien, im Magen-Darm-Trakt verbessern. Die Ballaststoffe im Baobabfruchtpulver – bis zu 50 Prozent des Fruchtpulvers besteht aus Faserstoffen! – dienen den physiologisch notwendigen Darmbakterien als ideales Futter. Nicht alles, was nicht im Dünndarm assimiliert wird, ist nutzlos für den „Organismus" Darmflora, sondern das meiste davon eine Offenbarung und lebenswichtig. Die

„guten“ Darmmikroben feiern damit ein Festmahl und stellen so genügend Vitamine und Fettsäuren her. Gleichzeitig halten sie Krankheitserreger, die Giftstoffe produzieren, in Schach.

Sowohl lösliche als auch unlösliche Ballaststoffe sind für den Darm wichtig und notwendig für unsere Gesundheit und ihr Verhältnis ist entscheidend: Halbe-halbe ist ideal.

Im Durchschnitt nehmen wir nur noch 14 Gramm Faserstoffe täglich zu uns, Ärzte empfehlen als Mindestmenge 30 Gramm und in der Steinzeit waren es 60. Unlösliche Ballaststoffe können viel Wasser binden und haben eine hohe Quellfähigkeit. Sie verhindern Verstopfung, Darmkrebs, Hämorrhoiden, Divertikel und Blinddarmentzündungen. Lösliche Ballaststoffe optimieren den Stoffwechsel, senken die Blutfettwerte, fördern die Cholesterinausscheidung und beugen damit Arterienverkalkung vor, einem Risikofaktor für Bluthochdruck und Herzinfarkt, und senken das Risiko für Gallensteine, die entstehen, wenn der Gallensaft zu viel Cholesterin enthält. Lösliche sowie unlösliche Ballaststoffe fördern das Sättigungsgefühl und halten damit schlank. Beide Faserstoffarten normalisieren den Zuckerstoffwechsel und glätten die Blutzuckerkurve und stellen so eine Prophylaxe dar für die Entstehung von Diabetes.

In Baobab finden sich neben der optimalen Zusammensetzung von Ballaststoffen noch weitere Prebiotika wie Pektin und Fructo-Oligosaccharide. Die Abbauprodukte all dieser Substanzen dienen als Energiequelle für die Darmschleimhaut und erhöhen die Absorption von Spurenelementen wie Kalzium und Magnesium. Eins dieser gesunden Abbauprodukte heißt Butyrat. Es fördert die Apoptose von Krebszellen, also das Harakiri oder den Selbstmord einer Tumorzelle. Außerdem lässt Butyrat chronische und überbordende Entzündungen abklingen und macht krebserregende Nitrosamine zum Beispiel aus Pökelfleisch unschädlich.

Dr. Stefano Manfredini von der italienischen Universität von Ferrara veröffentlichte 2002 eine Zusammenfassung der positiven gesundheitlichen Effekte von Baobab. Baobabfruchtpulver konnte aufgrund seines hohen Anteils löslicher Ballaststoffe das Wachstum von fünf Bifidus-Bakteriensträngen signifikant erhöhen im Vergleich zu Glukose. Das Bakterienwachstum verdoppelte sich mindestens, beim Bifidobakterium bifidum batteri vervierfachte es sich sogar. Auch die Vermehrung der gesunden Laktorbazillen wurde im Vergleich zur Glukoselösung mehr als verdoppelt. In Italien ist Baobab schon Bestandteil eines Produktes für Symbiose: „Ferzymfast" von der Firma Specciasol.

Die Ergebnisse der Universität Ferrara über Baobab und seine Wirkung auf den Darm sind beeindruckend: Bei Verstopfung war nach vierzehn Tagen die Mehrheit der Patienten beschwerdefrei und 64 Prozent der Reizdarmpatienten hatten keinerlei Symptome mehr. Patienten mit Blutungen aus dem Darm und Juckreiz erlebten zu 83 Prozent eine Besserung ihrer Symptome oder waren sogar beschwerdefrei. Auch bei Durchfall half Baobabfruchtpulpe signifikant.

Eine der positiven Wirkungen von Baobab auf den Darm wird auf die Saponine zurückgeführt. Sie reinigen den Darm von Schlacken, wirken entzündlichen Prozessen entgegen und verhindern, dass der Körper zu viel Cholesterin aus der Nahrung aufnimmt. Saponine können auch das Wachstum bestimmter Tumorzellen behindern und damit Darmkrebs vorbeugen. Außerdem stärken sie das Immunsystem: Sie aktivieren die Bildung von Antikörpern, aktivieren T-Zellen und steigern die Aktivität von Immunzellen in der Milz.

Durchfall bei Kindern in Entwicklungsländern ist sehr gefährlich. In einer Studie mit 160 Kindern in Afrika, die acht Monate alt waren, konnte gezeigt werden, dass ein Getränk aus Baobabfruchtpulver genauso effektiv ist zur Prophylaxe und Therapie von akuter Dehydrierung durch Durchfall wie die Lösung der Weltgesundheitsorganisation (WHO). Der Vorteil von Baobabfruchtpulver: Es ist dort verfügbar, wo diese Krankheit auftritt, ist billig und wird gut vertragen. Daher empfehlen die beteiligten Forscher Baobab als Ersatz für die WHO-Lösung. Der günstige Einfluss von Baobabfruchtpulver auf die verschiedensten Erkrankungen des Darms wird auf seine Antioxidanzien, Ballaststoffe, Tannine und Schleimstoffe zurückgeführt.

Baobab ist noch aus einem weiteren Grund darmgesund. Ballaststoffe vergrößern das Darmvolumen. Unverdauliche Ballaststoffe drücken auf die Darmwand und sie drückt zurück. Durch diese beiden Faktoren – mehr Volumen, mehr Darmgymnastik – wird bei Verstopfung die Darmpassage beschleunigt. Verstopfung kann zu einer Rückvergiftung durch die Darmwand ins Blut oder zu Entzündungen der Darmwand führen. Wenn diese Entzündungen chronisch werden, können dort Zellen entarten, und Dickdarmkrebs entsteht. Auch die Seele ist betroffen. Unser „Bauchhirn" funktioniert nicht richtig, wenn wir Verstopfung haben. Es kann zu diffusen Gedanken, Stimmungsschwankungen und auch depressiven Verstimmungen führen. Oft sagen Ärzte, zwei Mal Entleerung in der Woche seien „normal", erst, wenn es seltener wird, müsse man sich Gedanken machen. Normal ist das vielleicht, aber nicht natürlich. Das gilt es zu unterscheiden.

Rund 60 Prozent aller 60-jährigen Frauen nehmen regelmäßig Abführmittel (Laxanzien) ein. Durch diese „Peitsche" kann der Darm erschlaffen und die Dosis dieser Mittel muss ständig erhöht werden. Durch zu flüssigen Stuhl wiederum werden wertvolle Mineralien wie Kalium ausgeschwemmt, die wichtig für eine gesunde Verdauung sind. Man treibt also den „Teufel" (Verstopfung) mit dem „Beelzebub" (Laxanzien) aus und macht damit alles auf die Dauer noch schlimmer.

„Normal" heißt, wie gesagt, nicht unbedingt – oder eher selten – „gesund". Wir sollten uns an Kleinkindern oder Naturvölkern orientieren, die in der Regel nach jeder festen Mahlzeit Verdauung haben. Wer seine Verdauungsleistung überprüfen will, isst Rote Beete oder Spinat, und schaut, wann der Stuhl rötlich oder grünlich wird. Wenn diese Färbung erst nach über 24 Stunden erfolgt, ist die Verdauung zu träge. Dann spätestens sollte man zu ballaststoffreichen Lebensmitteln greifen wie Flohsamenschalen, Chiasamen oder Baobab.

Baobab ist besonders empfehlenswert, weil das Fruchtpulver im Gegensatz zu Chia und Flohsamenschalen darüber hinaus auch noch Prebiotika enthält, welche die Vermehrung probiotischer Bakterien im Darm fördern. Was ich faszinierend finde: Baobabfruchtpulver hilft sowohl bei Verstopfung als auch bei Durchfall und vielen anderen Darmproblemen. Es handelt sich in meinen Augen um ein Adaptogen, das kommt vom Lateinischen *adaptare* (angleichen). Egal, was bei uns aus dem Gleichgewicht geraten ist, Baobab bringt es wieder in Balance. Dazu sind nur wenige Heilpflanzen in der Lage. Weitere Pflanzen mit diesem Potenzial sind Moringa oder Shisandrabeeren. Man könnte auch von einer Panazee, einem Allheilmittel, sprechen.

Mit Baobab wird die Darmflora freundlich, unterstützend, kurz: charmant. Ein gesunder Darm ist notwendig für die Gesundheit von Körper, Seele und Geist. Nur in einem gesunden Körper kann ein gesunder Geist leben. Wir sollen laut Theresa von Avila dem Körper Gutes tun, damit der Geist Lust hat, darin zu wohnen. Wenn unser Darm gesund ist, wächst unsere Lebensfreude, damit auch unsere Ausstrahlung und wir können mit einem charmanten, gewinnenden Lächeln durchs Leben schreiten und alles fällt uns leicht. Wir machen die wichtige Erfahrung: Wir lieben das Leben und das Leben liebt uns.

## Zur Vermeidung der „Zuckerschaukel“ und damit als Diabetes-Prophylaxe

Diabetes Typ II – der erworbene Diabetes – ist vielleicht die größte Geißel der Menschen in den entwickelten Ländern. Mehr als acht Millionen Deutsche leiden an der Zuckerkrankheit, das sind 11,5 Prozent der Bevölkerung mit einer geschätzten Dunkelziffer von etwa zwei Millionen. Jeder zehnte ist also von dieser potenziell tödlichen Krankheit betroffen. Was ich noch von meiner Heilpraktikerausbildung in Erinnerung habe: Diabetes betrifft praktisch alle Organe, ob Augen, Blutgefäße, Herz oder Nervensystem. Diabetes führt zu schlechter Durchblutung, zu Sehproblemen und auch zu psychischen Problemen wie Depressionen. Am 12. April 2015 brachte die „FAZ am Sonntag“ den Artikel „Diabetiker werden häufiger depressiv“. Jeder dritte Diabetiker weist eine erhöhte Depressivität auf. Damit kommen depressive Störungen bei Diabetikern doppelt so häufig vor wie sonst. Erektile Dysfunktion belastet viele männliche Diabetiker. Das Selbstwertgefühl sinkt und es kann zu Problemen in der Partnerschaft kommen.

Männer, die zuckerkrank sind, haben eine vierfach erhöhte Wahrscheinlichkeit, einen Herzinfarkt zu bekommen, bei Frauen ist das Risiko sogar um den Faktor sieben erhöht. Jedes Jahr muss in Deutschland zurzeit etwa 46.000 Diabetikern ein Fuß amputiert werden. Beim „diabetischen Fuß“ führen schlecht heilende Wunden zu einem Absterben des Gewebes, man spricht von Gangrän und Nekrose. Damit nicht der ganze Körper abstirbt, wird der betroffene Fuß abgenommen. Meine Großmutter hat diese Operation über sich ergehen lassen und danach ihren Lebensmut nicht wiedergefunden, sie starb kurz darauf. Diese Stoffwechselerkrankung kann aber auch zu einer Abnahme des Intelligenzquotienten führen und steigert das Risiko, an Demenz und Alzheimer zu erkranken.

Die Geschichte zeigt, dass Diabetes nicht einfach vom Himmel fällt, sondern eine lange Vorgeschichte hat. Sie hängt mit der vorherrschenden Zivilisationskost und Bewegungsmangel zusammen. Während und nach den beiden Weltkriegen war diese Krankheit so gut wie unbekannt. Warum? Dies lag an der kargen Ernährung. Schnell verdauliche Kohlenhydrate wie Zucker und

Weißmehl waren Mangelware, und die Menschen bewegten sich viel mehr. Diabetes Typ II kann man davonlaufen. Allerdings bewegen sich nur ein rundes Drittel der Deutschen ausreichend und regelmäßig, mindestens drei Mal die Woche 20 Minuten, wie von der Weltgesundheitsorganisation (WHO) postuliert.

In der Bauchspeicheldrüse wird in den – nach ihrem Entdecker benannten – „Langerhansschen Inseln" das lebenswichtige Hormon Insulin gebildet, das direkt ins Blut abgesondert wird. Erzeugen diese Zellen zu wenig Insulin, wird das Glykogen – der in der Leber gespeicherte Zucker, der bei Bedarf ans Blut abgegeben wird – nicht verbrannt. Der Blutzuckerspiegel steigt. Der überschüssige Zucker wird durch die Nieren ausgeschieden und der Urin wird süß. Die Ärzte der Antike probierten den Urin ihrer Patienten. *Mellitus* heißt „honigsüß". Da die Bauchspeicheldrüse auch Enzyme zur Fett- und Eiweißverdauung produzieren muss, tun wir ihr einen Gefallen, wenn wir nur mäßig essen und das Essen gründlich kauen. Die Bauchspeicheldrüse, sagt man, mag nur Mahlzeiten – und keine „Schlingzeiten".

## Warum ist die „Zuckerschaukel" so gefährlich?

Für viele Forscher ist der Konsum von Zucker ähnlich gefährlich wie der von Alkohol und Nikotin. Warum? Robert Lustig, Professor für klinische Pädiatrie an der University of California in San Francisco, sieht Zucker als Droge, die ähnlich wie Alkohol die Leber sowie den Stoffwechsel schädige und zu Übergewicht und Diabetes II führe. Der Zuckerkonsum hat sich in den letzten 50 Jahren weltweit verdreifacht. Zucker gelangt über den Darm direkt ins Blut, anders als komplexe Kohlenhydrate wie z.B. Vollkornreis. Dadurch steigt der Blutzuckerspiegel plötzlich und rasant. Die Bauchspeicheldrüse versucht, den Blutzuckerspiegel zu senken, indem sie Insulin produziert und ausschüttet. Dadurch wandert der Zucker vom Blut in die Muskelzellen. Weil die Insulinproduktion sehr intensiv war, fällt der Zuckerspiegel im Blut tiefer als vor dem Genuss von Zucker. Es entsteht eine so genannte „Unterzuckerung“, die im schlimmsten Fall zum Koma und zur Schädigung des Gehirns führen kann. Der Körper verhindert dies, indem ein derart tiefer Blutzuckerspiegel sofort wieder Hunger auf Kohlenhydrate auslöst. Der Teufelskreis beginnt von vorn.

In der Überzuckerungsphase sind Menschen oft wach, aber auch hyperaktiv. In der Unterzuckerungsphase leiden die Konzentration und die Aufmerksamkeit. Durch die ungenügende Energieversorgung der Gehirnzellen kann es zu aggressivem Verhalten, zu Verursachung von Verkehrsunfällen oder sogar zu Gewalt und kriminellen Handlungen kommen, so Dr. Johann Georg Schnitzer in seinem grundlegenden Buch „Diabetes heilen“. Weitere Symptome können sein Schweißausbrüche, Übelkeit, Heißhunger, Zittern, Abgeschlafftheit, Erbrechen, Kopfschmerzen, Gefühlstaubheit und Ohnmacht.

Wer meint, Fruktose, isolierter Fruchtzucker, sei besser als Haushaltszucker, irrt. Fruktose führt zu deutlich weniger Sättigungsgefühl und wir haben nach dem Konsum von Fruchtzucker noch schneller wieder Hunger. Außerdem wird Fruchtzucker fast nur in der Leber abgebaut und kann zu einer Fettleber führen. Eine Verfettung der Leber ist heute bei 30 bis 40 Prozent der Bevölkerung zu finden. Die Leber wird stärker insulinresistent, die Entstehung von Diabetes begünstigt. Im Tierversuch füttert man Versuchstiere mit isolierter Fruktose, um bei ihnen Diabetes hervorzurufen. Dazu braucht es bei Mäusen nur sechs Wochen. Auch Haushaltszucker besteht zur Hälfte aus Fruktose.

Bei fast allen Erwachsenen ist die Bauchspeicheldrüse um rund ein Drittel vergrößert, ein Zeichen für Überforderung. Viele Verbraucher achten schon auf den sogenannten glykämischen Index von Lebensmitteln. Ist er hoch, wie bei Weißmehl, Zucker und Trockenfrüchten, sollte man diese Nahrungsmittel nur selten zu sich nehmen. Bücher mit Tabellen über den glykämischen Index sind in jeder Buchhandlung zu finden und es gibt auch jede Menge Kochbücher mit Rezepten für Mahlzeiten, welche den Blutzuckerspiegel „in Ruhe lassen“ und nicht in Schwindel erregende Höhe treiben.

Es gibt gesundheitsbewusste Konsumenten, die beim Einkauf in die Tabellen in ihrem Smartphone schauen und dafür sorgen, dass sie möglichst nur Lebensmittel mit niedrigem glykämischen Index in ihren Einkaufswagen legen. Sie wollen damit die Zellen in den Langerhansschen Inseln der Bauchspeicheldrüse schonen, welche das Insulin produzieren. Bei ständiger Überforderung sterben sie ab und dieser Prozess ist irreversibel, nicht umkehrbar. Von Diabetes betroffene Menschen müssen sich daher Insulin von außen zuführen.

Die Weltgesundheitsorganisation (WHO) gab im März 2014 eine Erklärung mit Gesundheitsempfehlungen heraus, in der sie die drastische Reduktion des Zuckerkonsums fordert. Etwa zwei Milliarden Menschen sind mittlerweile übergewichtig und es gab laut Diabetesverband 2013 weltweit 370 Millionen Diabetiker. Für 2030 rechnet diese Organisation mit mehr als 552 Millionen Zuckerkranken weltweit. Die WHO prangert besonders den freien Zucker in Form von Zuckerzusätzen oder auch Säften an und empfiehlt, dass höchstens 5 Prozent der Kalorienmenge – nicht mehr 10 Prozent – aus Zucker bestehen solle. Die noch tolerierte Tagesmenge ist auf sechs Teelöffel zusammengeschmolzen. Wer denkt, das sei viel, sollte bedenken, dass „versteckter Zucker“ in vielen Lebensmitteln zu finden ist, in denen man ihn nicht vermutet, wie Wurstwaren und Tomatenketchup.

Johann Georg Schnitzer weist darauf hin, dass wir keine Zeit hatten, uns auf isolierte Kohlenhydrate und Einfachzucker genetisch einzustellen. Industriezucker und Auszugsmehlen sowie isolierten Stärken fehlen Begleitsubstanzen wie Vitamine des B-Komplexes, Spurenelemente, Mineralstoffe und Enzyme, die auch von der Pflanze zum Abbau der angelegten Energievorräte Zucker und Stärke gebraucht werden. „Das bedeutet, dass das Blutzuckerregulationssystem des Menschen sich in der Jahrmillionen langen Evolution nur auf diese relativ geringen und gleichmäßigen Zuckerzufuhren ins Blut einstellen konnte." Die Ursache der diabetischen Stoffwechselerkrankung ist also in süßen, Industriezucker enthaltenden Nahrungsmitteln zu sehen wie Marmelade, Speiseeis, Limonaden, Bonbons usw. Der Teufelskreis sieht so aus: Insulinstoß – Unterzucker – Zuckerverlangen, der Mechanismus der Zuckersucht. Dr. Schnitzer schildert das Schicksal eines 35 Jahre alten Diabetikers, „der zunächst an Diabetes erkrankte, dann erblindete, später beide Beine durch Diabetesgangrän verlor, seither blind an den Rollstuhl gefesselt ist und nun auch noch zwei Mal wöchentlich an die künstliche Niere angeschlossen werden muss – kann jemand die Leiden eines solchen Mannes wirklich erfassen?" (Schnitzer 2014, S. 92)

## Baobab entlastet die Bauchspeicheldrüse

Was aber, wenn es ein Lebensmittel gäbe, das die Glukosetoleranz verbesserte? Und damit dafür sorgt, dass wir wieder mehr Lebensmittel zu uns nehmen können, um die wir vielleicht früher aus gutem Grund einen Bogen gemacht haben?

Studien der Oxford Brookes Universität und der Monash Universität in Großbritannien zeigen, dass der Affenbrot-Fruchtextrakt Getränken, Backwaren, Milchprodukten oder Schokolade zugesetzt diese Lebensmittel ernährungsphysiologisch aufwerten und zu Functional Food machen kann. Warum? Die Forscher haben herausgefunden, dass entsprechend aufgewertete Getränke den Konsum von Weißmehlprodukten verträglich machen. Der Blutzuckerspiegel steigt nicht wie erwartet an. In einer niedrigen Dosierung von 18,5 Gramm Baobabfruchtpulver auf 250 Milliliter Flüssigkeit reduzierte das Getränk die glykämische Reaktion auf den Verzehr von Weißbrot über einen Zeitraum von 180 Minuten. Erhöht man die Konzentration auf 37 Gramm in der gleichen Getränkemenge, wird die Spitze der Regulierung des Blutzuckerspiegels schon nach nur 60 Minuten gemessen. Die glykämische Reaktion konnte dank Baobab wirksam reduziert werden, der Blutzuckerspiegel blieb niedrig. Verantwortlich für diese Wirkung machen die Forscher die **Ballaststoffe** – 44 bis 50 Prozent des Fruchtpulvers bestehen daraus – und die **Polyphenole.**

Ballaststoffe verlangsamen die Verdauung von Kohlenhydraten. Polyphenole sind Antioxidanzien. Wenn der Blutzuckerspiegel erhöht ist, werden mehr freie Radikale gebildet und der Bedarf an Antioxidanzien steigt, welche diese binden und unschädlich machen. Viele Untersuchungen, wie zum Beispiel von der Universität in Jena, belegen dass nur natürliche Antioxidanzien wie Vitamin E und C diesen Effekt haben. Künstliche Vitamine können die Situation sogar verschärfen. Auch die Mineralstoffe in Baobab wie **Chrom, Magnesium** und **Zink** beugen Diabetes vor und helfen, wenn sich die Krankheit schon manifestiert hat. Chrom verhundertfacht die Fähigkeit des Insulins, Glukose in Kohlendioxid umzuwandeln. Typ-II-Diabetiker können durch chromreiche Nahrung ihre Insulinsensibilität verbessern und leiden weniger unter Gewichtszunahme.

Magnesium spielt auch eine bedeutende Rolle in der Prophylaxe von Diabetes. Die Universität Hohenheim veröffentlichte eine Untersuchung, wonach 89 Prozent der insulinpflichtigen Diabetiker unter einem Magnesiummangel leiden. Durch einen erhöhten Blutzuckerspiegel wird mehr Magnesium über den Urin ausgeschieden als sonst. Menschen mit Magnesiummangel haben ein mehr als doppelt so hohes Risiko, an Diabetes zu erkranken. Baobab ist eine sehr gute Magnesiumquelle, wie auch Moringa. Auch Zink wird bei Diabetikern vermehrt über den Urin ausgeschieden. Zink verstärkt die Insulinverwertung von Menschen mit Diabetes und gleicht den Blutzuckerspiegel aus. Bei Diabetikern liegt eine gestörte Wundheilung vor. Eine zinkreiche Ernährung verbessert die Heilung von Verletzungen und Hautschäden.

Ein weiterer wissenschaftlicher Versuch von S.A. Coe, M. Clegg, M. Armengol und L. Ryan, veröffentlicht in Nutrition Research vom 22. November 2013, bestand darin, Baobabfruchtpulver Auszugsmehl beizumengen, aus dem Weißbrot gebacken wurde. Weißbrot lässt aufgrund des hohen glykämischen Index normalerweise den Blutzucker in die Höhe schnellen. Auch hier stellten die Forscher fest, dass bereits eine Zumischung von nur 1,88 Prozent Affenbrotpulver zu einer signifikanten Verringerung der Zuckerfreisetzung über die Verlangsamung des Stärkeabbaus führte. Die glykämische Reaktion verringerte sich deutlich. Auch hierfür machten die Wissenschaftler wieder die Phenole im Baobabfruchtpulver verantwortlich, aber auch die Tannine mit einem hohen Molekulargewicht. Beide Stoffe hemmen die Wirkung der für die Verstoffwechselung von Kohlenhydraten verantwortlichen Verdauungsenzyme alpha-Amylase und alpha-Glucosidase. Die Abbaurate von Stärke wird also durch Baobabfruchtpulver verlangsamt. In weiteren Untersuchungen wollen die Forscher die genaue Zusammensetzung der Polyphenole in Affenbrotfrüchten ermitteln.

Soviel steht ja jetzt schon fest: Baobab verbessert die Glukosetoleranz. Und ist damit ein gutes Mittel, sich und seine Bauchspeicheldrüse zu schützen und Diabetes vorzubeugen. Gesundheitsbewusste Konsumenten brauchen beim Essen weniger Verzicht zu üben, sondern können durch einen Baobabdrink zum Essen oder einen Baobabzusatz ins Mehl negative Wirkungen von bestimmten Nahrungsmitteln, die viele lecker finden, neutralisieren. Früher habe ich um Lebensmittel mit hohem glykämischen Index wie ganz normale Kartoffeln einen Bogen gemacht, weil ich keine Lust auf eine „Zuckerschaukel“ mit Über- und Unterzuckerung hatte und meine Bauchspeicheldrüse nicht überfordern wollte. Wenn ich Kartoffeln gegessen hatte, war ich nach dem Essen immer müde, und war deshalb auf Süßkartoffeln umgestiegen, weil diese überraschenderweise einen niedrigeren glykämischen Index als normale Kartoffeln haben. Jetzt streue ich Baobabfruchtpulver über meine Pellkartoffeln und der Blutzuckerspiegel bleibt stabil.

Die Forscher Y. Tanko et al. zeigten 2008, dass die Blutzuckerwerte von diabetischen Mäusen sich durch die Gabe eines Extrakts aus der Baobabrinde signifikant verbesserten, sie sanken deutlich und nachhaltig. Vielleicht werden bald aus Teilen des Baobabbaums Diabetesmedikamente entwickelt. Dr. Johann Georg Schnitzer belegt allerdings durch zahlreiche Fallbeispiele in seinem Diabetesbuch, dass schon durch eine konsequente Ernährungsumstellung selbst bei fortgeschrittenem Diabetes wirkliche Heilung möglich ist.

Man sollte die Baobabfrucht nicht als Zudeckmethode missbrauchen, bei Weißmehlprodukten und Zuckerigem erst richtig zuzuschlagen. Zucker schwächt das Immunsystem, entkalkt die Knochen, ist ein Vitamin-B-Räuber und Weißmehl enthält keine Ballaststoffe, keine B-Vitamine und kein Vitamin E mehr, weil Keim und Randschicht des Korns entfernt wurden. In meinen Augen ist es nur eine Frage der Zeit, wann man Brot und Kuchen kaufen kann, denen Baobabfruchtpulver zugesetzt wurde, wie es heute schon bei Chia der Fall ist. Eine solche Entwicklung ist zu begrüßen. Damit aus unseren Nahrungsmitteln wieder wirkliche Lebensmittel werden, welche uns Gesundheit und Energie schenken. So viel steht fest: Baobab verlangsamt die Kohlenhydratverdauung und hilft daher sowohl bei Diabetes I als auch bei Diabetes II. Und er dient der Prophylaxe von Diabetes II, einer der schwerwiegendsten Zivilisationskrankheiten.

## Als Prophylaxe und Therapie bei Herz-Kreislauf-Erkrankungen

Herz-Kreislauf-Erkrankungen sind in Deutschland, noch vor Krebs, die Todesursache Nummer eins. Trotzdem kann man viel tun, um sein Herz zu stärken. Eine Ernährung mit viel Obst und Gemüse kann verschiedenen Herzerkrankungen und auch einem Schlaganfall vorbeugen. Studien zeigen, dass Vorläufer von Herzkrankheiten und Schlaganfall, nämlich hoher Blutdruck und ein erhöhter Cholesterinspiegel, mit einer pflanzenbasierten Nahrung wirksam bekämpft werden können.

Eine US-amerikanische Untersuchung ergab, dass diejenigen, die am meisten Obst und Gemüse verzehrten – ungefähr 35-mal die Woche, also die empfohlenen 5-mal täglich –, ein um 15 Prozent geringeres Risiko hatten, Herzkrankheiten zu bekommen, als die Obst- und Gemüsemuffel am unteren Ende der Skala. Die „Nurses' Health Study" und die Folgestudie „Health Professionals Follow-up Study" mit mehr als 100.000 (!) Probanden zeigte, dass Menschen, die mindestens 30-mal die Woche Gemüse oder Obst essen, ein um 30 Prozent geringeres Risiko haben, die häufigste Form des Schlaganfalls – dem ischämischen Hirninfarkt – zu erleiden. Dieser Schlaganfall wird durch ein Zusammenklumpen von Blutplättchen in einer Schlagader im oder zum Gehirn ausgelöst. Wer nur eine Gemüse- oder Obstmahlzeit täglich verzehrt, hat schon ein um 6 Prozent geringeres Risiko, diese Art Schlaganfall zu bekommen. Dazu ist zu sagen, dass viele US-Amerikaner, und sicher auch viele Deutsche, noch nicht mal jeden Tag Obst oder Gemüse essen.

Hoher Blutdruck ist zu einer Volkskrankheit geworden, unter der mehr als 25 Prozent der Bundesdeutschen leiden Zu hoher Blutdruck stellt einen Risikofaktor dar für Schlaganfall, Herzinfarkt und andere Erkrankungen des Herz-Kreislauf-Systems. Mehr als 70 Prozent der US-Amerikaner über 75 Jahren leiden an Bluthochdruck. Manchmal wird erhöhter Blutdruck auch der

„stille Mörder" genannt, weil er keine wirklichen Symptome verursacht. Dies ist der Grund, warum etwa ein Drittel der Menschen mit Bluthochdruck dies gar nicht wissen.

Viele Menschen nehmen blutdrucksenkende Mittel. Wir sind eine Gesellschaft der Pillengläubigen. Medikamente allerdings sind meist keine ursächliche Therapie, sondern bekämpfen nur die Symptome. Wer Übergewicht abbaut, mehr Obst und Gemüse isst und anfängt, sich täglich körperlich zu bewegen, kann seinen Blutdruck auf natürliche Weise senken und den teilweise drastischen Nebenwirkungen von Betablockern aus dem Wege gehen.

Eine amerikanische Studie namens „DASH" (**D**ietary **A**pproaches to **S**top **H**ypertension) aus dem Jahr 1997 zeigte eindeutig, dass der Konsum von mehr Früchten und Gemüse einen erhöhten Blutdruck wirksam senken kann, besonders, wenn gleichzeitig Fette tierischen Ursprungs reduziert werden. An dieser Doppelblindstudie nahmen 457 Probanden teil. Ein Drittel der Studienteilnehmer ernährte sich, wie in den USA üblich, mit drei Portionen Obst und Gemüse am Tag. Die zweite Gruppe bekam eine ähnliche Ernährung, aber mit acht Portionen Obst und Gemüse täglich. Die dritte Gruppe nahm zusätzlich noch weniger als 30 Prozent der Kalorien über Fette auf. In der zweiten und dritten Gruppe hatte sich bei den Probanden mit Bluthochdruck nach acht Wochen der Blutdruck gesenkt, und zwar in ähnlichem Maße, als wenn sie Medikamente genommen hätten. Eine vergleichbare Untersuchung hat Dr. Schnitzer in Deutschland vorgenommen – mit analogen Ergebnissen. Alle Patienten verbesserten durch eine Umstellung ihrer Ernährung ihre Blutdruckwerte, die meisten sogar dramatisch, sodass sie keine Medikamente mehr brauchten.

Bluthochdruckpatienten wird geraten, Salz und damit Natrium einzuschränken, und auf Fertigprodukte und Konservendosen, die besonders viel Natrium enthalten, zu verzichten Es ist aber ebenso wirksam, mehr vom Gegenspieler Kalium zu sich zu nehmen. Kalium fördert die Ausscheidung von Natrium durch die Nieren. Frisches Gemüse und Obst kann den Blutdruck über seinen Kaliumgehalt regulieren. Besonders kaliumreich sind Baobabfrucht- und -blattpulver sowie alle grünblättrigen Gemüse, Wildkräuter und Moringa. Gute Kaliumquellen sind auch Avocados, Spinat, Möhren, Kartoffeln, Beerenfrüchte, Bananen und Hülsenfrüchte. Baobabfruchtfleisch enthält mehr als 7-mal so viel Kalium wie die kaliumreichen Bananen.

Auch der Cholesterinspiegel ist bei einer Ernährung mit viel Obst und Gemüse niedriger. Der Wirkmechanismus ist noch nicht ganz verstanden. Menschen, die viel Obst und Gemüse essen, essen natürlich auch weniger Fleisch und Milchprodukte und damit weniger gesättigte Fette. Vermutet wird, dass Herzerkrankungen beginnen, wenn freie Elektronen vom LDL-Cholesterin, dem „bösen" Cholesterin, in freie Radikale überführt werden. Sind die LDL-Werte im Blut erhöht, verklebt es die Arterieninnenwände. Das LDL wird in den Zellen der Gefäßwände von freien Radikalen attackiert und büßt dabei einige Elektronen ein. Dadurch wird es zu einer reaktionsfreudigen Substanz und beginnt, die Arterienwände zu zerstören. Reparaturzellen werden zu diesen kleinen Verletzungen hin berufen, dringen in die Gefäßwand ein und schwellen zu „Schwammzellen" an. All dies stimuliert weiche Muskelzellen in der Arterieninnenwand zum Wachstum, sie verdicken. Wenn dies für längere Zeit anhält, nimmt der Durchmesser der Arterien ab und der Blutfluss zum Herzen und zum Gehirn verringert sich. Erst wenn das Lumen, der Innendurchmesser, der Arterien um mehr als 70 Prozent geschrumpft ist, entstehen Beschwerden. Aber selbst dann ist es nicht zu spät, gegenanzusteuern mit mehr Obst und Gemüse und weniger gesättigten Fettsäuren tierischen Ursprungs. Enge Arterien sind übrigens auch der ideale Nährboden für die Bildung von Blutplättchen, die zu Embolien führen können.

Es gibt zahlreiche Studien – die schon erwähnten und auch die „Iowa Women's Health Study" sowie eine Studie mit 1300 älteren Einwohnern von Massachusetts –, die allesamt zeigen, dass eine Ernährung mit vielen Antioxidanzien aus Obst und Gemüse die Oxidation von LDL-Cholesterin verhüten kann. Etliche Untersuchungen mit isolierten Nahrungsergänzungen mit Vitamin E oder Betacarotin zeigten hingegen keinerlei vorbeugende Wirkung. Einzelne Stoffe sind nicht so wirksam wie Obst und Gemüse selbst, die ein ganzes Paket an Antioxidanzien zur Verfügung stellen und außerdem viele weitere Stoffe wie Mineralien und Spurenelemente, welche die Blutgefäße gesund erhalten. Die Senkung des Cholesterinspiegels ist ein wichtiger Beitrag, um das Risiko für Herz-Kreislauf-Erkrankungen und Schlaganfall zu senken.

Eine Vermutung, warum mehr Obst und Gemüse den Cholesterinspiegel senkt, betrifft den höheren Ballaststoffanteil. Dadurch wird die Absorption von Cholesterin aus der Nahrung blockiert. Die Faserstoffe binden im Darm Gallensäure, sodass sie ausgeschieden werden kann. Der Cholesterinspiegel sinkt, weil neue Gallensäure aus Cholesterin gebildet wird. Baobabfruchtpulver besteht zu rund 50 Prozent aus Ballaststoffen, davon sind rund 50 Prozent löslich und 50 Prozent unlöslich.

Was auch Herzkreislauferkrankungen vorbeugt, sind Antioxidanzien wie Vitamin C, B-Vitamine sowie Polyphenole. Baobab hat dabei mit seinem ORAC-Wert von etwa 24.000, der das antioxidative Potenzial zum Ausdruck bringt, eine herausragende Stellung unter den Früchten inne.

Ein Herzschutzmittel erster Güte in Baobab ist Beta-Sitosterin, was zu den Sterinen gehört, die in Pflanzen und Tieren vorkommen und viele Aufgaben im Organismus erfüllen. Sie bilden Hormone, sind wichtig für den Aufbau der Zellmembrane und die körpereigene Produktion von Vitamin D. Cholesterin ist einerseits eine lebenswichtige Substanz, andererseits gefährdet ein „Zuviel“ des ungesunden LDL-Cholesterins unsere Gesundheit. Beta-Sitosterin nun ist in der Lage, erhöhte LDL-Werte im Blut zu senken. Als Gegenspieler zu LDL-Cholesterin verhindert Beta-Sitosterin dessen Aufnahme aus Lebensmitteln und verbessert außerdem noch die Blutfettwerte. Gleichzeitig erhöht Beta-Sitosterin den „guten“ HDL-Wert. Medikamente, die den LDL-Wert senken, verringern meistens gleichzeitig den HDL-Wert. HDL bindet überschüssiges Cholesterin und bringt es zur Ausscheidung. Studien belegen, dass Baobab die Triglycerid- und Cholesterinwerte im Serum sowie einen erhöhten Blutdruck senkt.

Ein weiterer Vitalstoffe in Baobab, der als Schutz vor Herz-Kreislauf-Erkrankungen dient, ist die Aminosäure Arginin, welche die Gefäße erweitert und damit zu hohen Blutdruck senkt. Das Vitamin B6 in Baobab ist ideal zur Senkung von erhöhten Homozysteinwerten, die zu Arterienverkalkung bzw. Arterienverschlackung führen. Die Flavonoide in Baobab wirken als Blutverdünner und verhindern damit Infarkte und Embolien. Die Mineralien Magnesium, Kalium und Kalzium stärken die Herzleistung und sorgen für einen regelmäßigen Herzschlag und beugen Herz-Rhythmus-Störungen vor. Selen senkt das Herzinfarkt- und Schlaganfallrisiko.

Auch Ballaststoffe, aus denen Baobabfruchtpulver zu rund 50 Prozent besteht, beugen Herzinfarkt vor. Studien ergaben, dass reichlich Faserstoffe nach einem Herzinfarkt zudem das Sterberisiko um rund 40 Prozent senken. Soweit sollte es aber am besten gar nicht kommen. Wollen Sie Ihr Herz schützen und stärken, empfehle ich Ihnen eine gesunde pflanzenbetonte Vollwerternährung, außerdem Baobab, Chia und Moringa, Meditation oder das authentische Reiki für Stressabbau und mehr heitere Gelassenheit sowie Bewegung möglichst auf täglicher Basis. Die Weltgesundheitsorganisation (WHO) empfiehlt drei Mal die Woche je 20 Minuten Ausdauersport – als Minimum. Das Herz ist ein Muskel, und verkümmert, wenn man ihn nicht fordert. Das Optimum sind nach den „Ausdauer-Päpsten“ Strunz und van Aacken eine Stunde Bewegung täglich, die das Herz schneller schlagen lässt.

## Als Burnout-Prophylaxe

Ein Freund von mir arbeitet in einer EU-Institution. Das klingt vielleicht gemütlich, ist es aber nicht. Dauernd Sitzungen, Protokolle schreiben, in denen jedes Wort auf die Goldwaage gelegt wird, Vorträge in mehreren Sprachen halten, überehrgeizige Chefs bei Laune halten und das Ringen um die Interessen der Länder, sodass das EU-Recht nicht jeden Aspekt des Lebens in den Mitgliedsländern beherrscht. Mein Freund war schon kurz vorm Burnout mit Schlafstörungen, Ringen unter den Augen, ausgelaugten Nebennieren und einer Fettstoffwechselstörung. Ohne Schlafmittel war an Durchschlafen nicht zu denken. Dank Baobab schläft er nun auch ohne Schlafpillen und hat wieder mehr Energie. Zusätzlich nimmt er Chia für sein Nervensystem und Moringa als Quelle für weitere Antioxidanzien. Seine Ernährung ist jetzt pflanzenbetont und er legt Wert auf vollwertige Lebensmittel aus Bioanbau. Dieses Jahr hat er einen Platz im Garten reserviert für Obst und Gemüse aus eigenem Anbau. Mehrmals die Woche läuft er durch die schönen Parks in Brüssel. Er ist sich jetzt sicher, dass er nicht im befürchteten Burnout landen wird.

Der Begriff „Burnout“ wurde erst 1974 geprägt. Mittlerweile ist Burnout im Kindes- und Jugendalter angekommen. Gerade ist ein Buch dazu, “Burnout Kids“ von Professor Michael Schulte-Markwort, Direktor des Instituts für Kinder- und Jugendpsychiatrie am UKE Hamburg, erschienen. Der Autor macht das oft in Schule und Familien vorherrschende Leistungsdenken für die Zunahme der Erschöpfungsdepression schon bei Grundschülern verantwortlich.

Was hat Burnout aber mit Vitalstoffdefiziten zu tun? Viel mehr, als Sie vielleicht denken. Nicht ganz Deutschland muss in meinen Augen auf die Couch, sondern wir müssen uns art- und hirngerecht ernähren. Durch unsere stressige Lebensweise und Umweltgifte brauchen wir mehr, nicht weniger Vitalstoffe. Unser Gehirn ist eine Höchstleistungsmaschine und ein Schlachtplatz für die zerstörerischen Kriege der freien Radikale. Wir müssen es mit dem besten „Treibstoff" füttern, sonst zahlen wir die Zeche. Mit Angststörungen, Burnout, Depressionen und Demenz. Sie meinen, ich übertreibe?

Heutzutage wird jeder Dritte in Deutschland mindestens einmal im Jahr psychisch krank. Jeder Fünfte leidet mindestens einmal im Leben an einer schweren Depression. Depressionen erhöhen das Demenzrisiko um 85 Prozent, so der Artikel „Wie Depression und Diabetes im Gehirn wüten" aus der FAZ vom 22. April 2015. Die häufigsten psychischen Probleme sind Angststörungen, gefolgt von Störungen aufgrund exzessiven Alkoholkonsums und Depressionen. Die Gruppe der 18- bis 35-Jährigen ist dabei, so die repräsentative Studie von Hans-Ulrich Wittchen mit 5318 Personen, am stärksten betroffen.

Man könnte von materiellem Wohlstand und parallel von immateriellem Elend sprechen. So jedenfalls drückte es der berühmte Psychoanalytiker und -therapeut Carl Gustav Jung aus. Er prophezeite schon vor Jahrzehnten: Psychische Erkrankungen würden rasant zunehmen, der Konsum von Psychopharmaka ebenfalls, die Psychiatrien würden voll sein und Drogenkonsum ein großes Problem. Seine düsteren Prophezeiungen haben sich leider bewahrheitet.

Das Gehirn macht nur 4 Prozent des Körpergewichts aus, braucht aber 20 Prozent der Nährstoffe. Oft steht hinter einem psychischen Problem ein Vitalstoffmangel. Chronischer Stress, unter dem heute Millionen Bundesbürger leiden, wirkt als Vitalstoffräuber und entzieht dem Körper vor allem Vitamine wie Vitamin C, D und die B-Vitamine. Unter Zeitmangel leiden gesunde Ernährung und sportliche Betätigung. Außerdem fördert Stress die Aktivität freier Radikaler, die wiederum Antioxidanzien nötig machen, um sie aus dem Verkehr zu ziehen. Diese Radikalfänger stehen aber zu wenig zur Verfügung. Ein Teufelskreis entsteht.

Super-Lebensmittel wie Baobab schützen das Gehirn. Bei Angststörungen helfen Vitamin B3 zur Dämpfung der Angst, Vitamin B6 zur Erhöhung des Serotoninspiegels im Gehirn, Vitamin B1 zum Ausgleich des Milchsäurespiegels sowie Kalzium und Magnesium zur Entspannung der Nerven. Tryptophan ist ein Botenstoff, der den Serotoninspiegel im Gehirn erhöht und beruhigend wirkt. Serotonin ist das Wohlfühl- oder Glückshormon. Dieser „Gute-Laune-Stoff" wirkt entspannend und antidepressiv, er hebt die Stimmung und steigert die Motivation sowie die körperliche und die geistige Leistung. Außerdem sorgt Tryptophan für einen guten und tiefen Schlaf und erhöht die Schmerztoleranz. Dieser Botenstoff wird aus der Aminosäure L-Tryptophan gebildet mit Ko-Faktoren wie Vitamin B6 und Magnesium. Auch diese Stoffe finden sich in Baobab. Unter Dauerstress kommt es zu Störungen in der Umwandlung von Tryptophan in Serotonin. Dies ist ein Beispiel dafür, dass wir bei chronischem Stress dringend mehr Vitalstoffe benötigen.

Die Aminosäuren in Baobab wie Thyroxin und Phenylalanin sind wichtig für den Aufbau von Botenstoffen wie Dopamin, Adrenalin und Noradrenalin. Die Aminosäure Lysin in Baobab schützt vor Stress und Ängsten. Methionin wird in Cholin umgewandelt, das als Acetylcholin die Übertragung von Nervenimpulsen ermöglicht und das Gehirn schützt.

Auch die Mineralien in Baobab sind als Burnout-Prophylaxe wichtig. Kalzium entspannt die Nervenzellen und sorgt für gute Informationsvermittlung zwischen den Nerven. Magnesium und Kalium entspannen die Muskeln. Auch das Herz ist ein Muskel. Mangan ist die Grundlage für die Herstellung von Dopamin, das für Glücksgefühle und Wohlbefinden zuständig ist. Ein Mangel kann zu Depressionen, Ängsten und sogar Schizophrenie führen. Magnesium ist für das Gehirn das stärkste und wichtigste Anti-Stress-Mineral. Es sorgt für mehr Energien in den Zellen und damit für eine ausreichende Belastbarkeit der Nervenzellen.

Außerdem verhindert Magnesium, dass Glutamat, ein erregender Botenstoff, im Übermaß freigesetzt wird. Bei einem Magnesiummangel kommt es zu Aggressivität, Nervosität, Gedächtnisstörungen, Impulsivität, Unruhe, Kopfschmerzen und Schlafstörungen. Phosphat ist ein Magnesiumräuber. Man sollte also möglichst keine Softdrinks trinken. Magnesium ist an der Aktivierung der B-Vitamine, der Nervenvitamine, beteiligt. Kupfer in Baobab schützt die Isolationshülle der Nerven, die Myelinscheide. Zink besitzt eine Schlüsselfunktion beim Aufbau von Serotonin und weiterer Botenstoffe. Bor verlängert die Aufmerksamkeitsspanne und fördert die Gedächtnisleistung. Eine gute Versorgung mit Mineralien wie Eisen und Zink ist für das Erinnerungsvermögen und eine gute Konzentration wichtig.

Oxidativer Stress ist ein wichtiger Mitverursacher von Burnout. Wenn die Mitochondrien, die kleinen Kraftwerke in den Zellen, zu wenig Energie bereitstellen, spricht man von „mitochondrialer Dysfunktion“. Bei der Synthese von ATP, Adenosintriphosphat, entstehen freie Radikale, deren Zerstörungskraft bis zum Zusammenbruch des Energiestoffwechsels führen kann. Gerade durch chronische Arbeitsüberlastung und Dauerstress werden freie Radikale gebildet. Man kann Burnout auch als direkte Folge einer Erschöpfung der Zellkraftwerke bezeichnen. Der Körper und das Gehirn schützten sich mit Antioxidanzien wie Vitamin C, Selen, Vitamin E, Betacarotin, Zink, Mangan und schwefelhaltige Aminosäuren, durch Polyphenole und Glutathion, eine Eiweißverbindung aus verschiedenen Aminosäuren. Alle diese essenziellen Mikronährstoffe finden wir in Baobab.

Diese Inhaltsstoffe von Baobab schützen die Zellen und damit unseren Körper und unser Gehirn vor Erschöpfung und Energiemangel. Vitamin B1 ist ein Universalgenie und stellt verschiedene Brennstoffe für die Mitochondrien bereit. Es ist auch wichtig für die Reizübertragung der Nervenzellen. Ein Vitamin-B1-Mangel macht sich durch Ängste, Vergesslichkeit, Müdigkeit und Gedächtnisstörungen bemerkbar. Vitamin B2 ist wichtig für die mitochondriale Atmungskette und schützt die Mitochondrien vor oxidativem Stress. Vitamin B3 ist an der DNS-Reparatur beteiligt. Bei einem Vitamin-B3-Mangel kann der Organismus nicht wirksam entgiften, und wir merken dies durch Erschöpfung, Leistungsschwäche und Verwirrtheit.

Vitamin B6 wird als Nervenvitamin bezeichnet. Es dient zur Neurotransmitter-Synthese. Ein Mangel kann sich in Schlafstörungen, Reizbarkeit und Leistungsschwäche äußern. Vitamin C wirkt mit an der Synthese verschiedener Hormone im Hypothalamus, einem Abschnitt im Zwischenhirn, der das vegetative Nervensystem steuert. Vitamin C ist auch bei der Synthese der Botenstoffe Noradrenalin und Serotonin beteiligt. Bei Stress wächst der Bedarf an Vitamin C. Ein Mangel führt zu Stimmungsschwankungen, Antriebslosigkeit, Schwäche oder sogar depressiven Verstimmungen.

Quercetin gehört zu den wasserlöslichen sekundären Pflanzenstoffen aus der Gruppe der Polyphenole. Quercetin fördert die Neubildung von Mitochondrien. Daher wird Quercetin auch in der Burnout-Therapie eingesetzt. Flavonoide, eine weitere Gruppe sekundärer Pflanzeninhaltsstoffe in Baobab, verstärken die antioxidative Wirkung von Vitamin C und Vitamin E.

Viele Heilpraktiker arbeiten bereits mit Nahrungsergänzungsmitteln auf der Basis der erwähnten Mikronährstoffe zur schnelleren und gründlicheren Regeneration des Zellstoffwechsels. Die ganze Pflanze ist immer isolierten Stoffen vorzuziehen, weil ihre Inhaltsstoffe synergetisch zusammenwirken und wir genetisch an die ganze Pflanze seit Millionen Jahren angepasst sind. Wir sollten uns als Burnout-Prophylaxe auch für eine Tiefenentspannungsmethode wie das authentische Reiki interessieren. Man kann auch einem Burnout durch Laufen entkommen. Durch die Messung des ATP-Umsatzes hat Dr. Ulrich Strunz herausgefunden, dass ein Läufer, der täglich läuft, sechsmal mehr Zellkraftwerke und damit etwa sechsmal mehr Energie hat als der Nichtläufer. Durch Laufen und andere Ausdauersportarten werden Serotonin, das Kreativitätshormon ACTH und Endorphine – Glückshormone – vermehrt erzeugt und freigesetzt. Regelmäßige Bewegung wirkt Depressionen entgegen und verringert das Risiko für Demenz. Ursache hierfür sind eine Verbesserung der Blutzirkulation und die Stimulation der Bildung neuer Nervenzellen, Neurogenese genannt.

## Als Hilfe beim Gewichtsmanagement

Immer mehr Menschen haben auch bei uns Übergewicht und immer mehr werden mit Adipositas, extremem Übergewicht, diagnostiziert. Etwa ein Viertel der US-Amerikaner leidet bereits unter Adipositas, das sind doppelt so viele wie noch in den 1960er-Jahren. In den USA werden 50 Milliarden Dollar pro Jahr für die medizinische Versorgung von Menschen mit Adipositas und die daraus entstehenden Gesundheitskomplikationen ausgegeben. Die Weltgesundheitsorganisation (WHO) betrachtet Übergewicht als „weltweite Epidemie“. Weltweit knapp zwei Milliarden Menschen sind übergewichtig.

Jamie Oliver, der bekannte britische Koch, ruft zum weltweiten Kampf gegen Übergewicht von Kindern auf, so berichtet das „Hamburger Abendblatt“ vom 31. März 2015 im Artikel „Fettleibigkeit bei Kindern den Kampf angesagt“. Seine Kampagne für Ernährungslehre als Unterrichtsfach hatten Ende März bereits mehr als 100.000 Menschen unterschrieben. Weltweit sind 42 Millionen Kinder unter fünf Jahren übergewichtig oder fettleibig. Der britische Starkoch schreibt im Internet: „Wenn ihr mit mir Millionen von Leuten dazu bringt, diese Petition zu unterschreiben, können wir eine Bewegung schaffen, die mächtig genug ist, alle G-20-Regierungen zum Handeln zu zwingen.“ Angesicht der Brisanz des Themas wird es Zeit, die Politik unter Druck zu setzen.

Übergewicht stellt ein Risiko für die Entstehung vieler Krankheiten dar wie Diabetes, Arthrose, Herzerkrankungen, Krebs und sogar Demenz. In der US-amerikanischen „Nurses' Health Study" mit mehr als 60.000 Probanden und der „Health Professionals Follow-up Study", der Folgestudien, waren Männer und Frauen, die nach ihrem zwanzigsten Lebensjahr zwischen 11 und 22 Pfund zugenommen hatten, im Vergleich mit den Teilnehmern, die nur maximal fünf Pfund zugenommen hatten, 3-mal so häufig gefährdet, Herzkrankheiten, hohen Blutdruck, Diabetes Typ II sowie Gallensteine zu bekommen. Höheres Gewicht bedeutet einfach ein höheres Risiko für diese Krankheiten.

Mehr als 50 Prozent der Bundesdeutschen sind übergewichtig. Anscheinend gelingt es immer weniger Menschen, ein dauerhaftes Gleichgewicht zwischen den Kalorien, die sie zu sich nehmen, und den Kalorien, die sie verbrennen, herzustellen. Eine zehn Jahre dauernde Studie der American Cancer Society wurde mit mehr als 300.000 gesunden Männern und Frauen durchgeführt. Es gab eine ganz klare Verbindung zwischen Body Mass Index (BMI) und Todesrate. Die Wahrscheinlichkeit zu sterben sank in Verbindung mit einem niedrigeren BMI. Auch die „Nurses' Health Study" unter Nichtrauchern zeigte, dass Frauen mit gleichbleibendem Gewicht und einem BMI von nur 17 eine geringere Sterbequote hatten als Frauen mit einem BMI zwischen 21 und 25. Bei Männern hatten die physisch aktiven Männer mit niedrigem BMI die geringste Sterbequote.

Die offiziellen Empfehlungen der Weltgesundheitsorganisation (WHO) für gesunde Ernährung bezeichnen einen BMI über 25 als ungesund und übergewichtig. Studien belegen aber, dass schon bei einem BMI von 22 das Risiko von Herzerkrankungen, Diabetes und hohem Blutdruck steigt. Allerdings hätte diese Erkenntnis die Mehrheit der US-Amerikaner als übergewichtig abgestempelt. So ist es eine politische Entscheidung, den noch gesunden BMI auf 25 festzulegen.

Was sind die Ursachen dieser Entwicklung? Der Zucker-, Fett- und Salzgehalt vieler Speisen ist enorm. Durch Zucker-, Fett- und Salzaufnahme werden Belohnungszentren im Gehirn aktiviert, weil diese Stoffe früher selten waren. Essen ist heute überall zu haben. Oft sind die Portionen überdimensioniert. Im Restaurant enthält eine Mahlzeit oft 1500 Kilokalorien. Kommt mangelhafte Bewegung dazu, stellt dies schon fast ein sicheres Rezept dar für Gewichtszunahme.

## Wie hilft Baobab beim Abnehmen?

Hier kommt Baobab ins Spiel. Denn Baobabfruchtpulver senkt die Glukoseaufnahme aus der Nahrung. Die gefürchtete „Zuckerschaukel" bleibt aus, bei der es durch die Ausschüttung von Insulin erst zu einer Über-, dann zu einer Unterzuckerung kommt. Durch die Produktion von Insulin wird dem Blut Glukose entzogen. Bei Unterzuckerung oder Hypoglykämie, die für das Gehirn potenziell gefährlich ist, entsteht im Körper daher ein Jieper, ein neues Hungersignal, im Englischen *craving,* nach mehr Kohlenhydraten. Ein Teufelskreis beginnt.

Nahrungsmittel mit einem niedrigen glykämischen Index, die für einen langsamen Anstieg des Blutzuckers sorgen, verzögern den Appetit, während Nahrungsmittel mit hohem glykämischen Index die „Zuckerschaukel" in Gang setzen. Baobabfruchtpulver, so zeigen Untersuchungen, hat nicht nur selbst extrem wenig Kalorien (221 Kilokalorien pro 100 Gramm, 6,3 Kalorien pro Teelöffel), sondern gleicht zudem den Blutzuckerspiegel aus. Durch die löslichen und unlöslichen **Ballaststoffe** im idealen Verhältnis 50 zu 50 wird die Aufnahme von Kohlenhydraten verzögert. Ich empfehle jetzt nicht, exzessiv einfach Kohlenhydrate zu sich zu nehmen und dazu Baobabfruchtpulver und sich so auf der sicheren Seite zu wähnen. Weißmehl und Zucker sind denaturierte Nahrungsmittel, denen wichtige Vitalstoffe fehlen. Zucker braucht dazu B-Vitamine zur Verstoffwechselung und schwächt das Immunsystem.

Zusätzlich sorgen die löslichen Ballaststoffe in Baobab, die im Magen aufquellen, für ein frühes Sättigungsgefühl, ähnlich wie Chiasamen. Die **Fruchtsäuren** in Baobab sorgen für eine zügige Verdauung. Durch die Fülle an Vitalstoffen in Baobab bekommt der Körper endlich das, was er braucht.

Auch die **Bitterstoffe** in Baobab dämpfen den Appetit. Viele sagen, Baobabfruchtpulver schmecke ähnlich wie Grapefruit. Damit meinen sie süß-sauer plus eine angenehm bittere Note. Bitterstoffe stimulieren die Verdauung und die Fettverbrennung. Sie bremsen außerdem den Appetit. Durch Bitterstoffe werden im Darm Hormone gebildet, die den Stoffwechsel befeuern. Wussten Sie, dass es sogar im Darm Rezeptoren für die Geschmacksrichtung „bitter" gibt? Was auch noch hilft, abzunehmen und sein Idealgewicht zu halten, sind die **Proteine** in Baobab. Baobabfruchtpulver und Baobabblattpulver enthalten viel Eiweiß, und zwar das gesamte Aminosäurenprofil. Eiweiß ist das sättigendste Lebensmittel, eine eiweißreiche Ernährung hält länger vor. Die Aminosäuren Arginin, Glutamin und Methionin, alle in Baobab zu finden, sind die Bausteine für die körpereigenen Wachstumshormone wie HGH und STH, die im Schlaf ausgeschüttet werden und die Fettverdauung anregen.

Auch **Mineralstoffe** in Baobabfrucht- und -blattpulver wie Chrom und Zink, das habe ich schon im Kapitel über Diabetesprophylaxe geschrieben, stabilisieren den Blutzuckerspiegel und verhindern damit Heißhungerattacken auf Süßes.

Durch die **Antioxidanzien** in Baobab kommen wir mit Stress besser klar. Stress macht (auf Dauer) nicht nur krank, sondern auch dick. Wissenschaftler an der Ohio State University, USA, fanden heraus, dass Menschen unter Stress einen erhöhten Insulinspiegel haben, der die Umwandlung von Fett in Energie verhindert. Dadurch wird mehr Fett im Gewebe angereichert.

In Baobabfruchtpulver finden wir **Tryptophan** und **Serotonin.** Aus Tryptophan bildet der Körper Serotonin. Serotonin wird abends in das Schlafhormon Melatonin umgewandelt. Wir schlafen mit tryptophan- und serotoninhaltigen Lebensmitteln also schneller ein, tiefer und länger. Wer zu wenig schläft, hat erhöhte Hormonspiegel von Ghrelin und Leptin, welche appetitanregend wirken und zu Heißhungerattacken führen.

Auch regelmäßige Bewegung ist wichtig für ein gesundes Gewichtsmanagement. Durch Ausdauersportarten wie Laufen wird der Stoffwechsel für 24 Stunden beschleunigt. Durch Krafttraining kann man am ganzen Körper Muskeln aufbauen. Muskeln verbrennen rund doppelt so viele Kalorien wie Bindegewebe oder Fettgewebe. Wenn wir nicht dagegen arbeiten, verlieren wir bis zum 70. Lebensjahr 40 Prozent unserer Muskelmasse, die zu Fett- und Bindegewebe umgewandelt wird. Ich jogge daher regelmäßig und gehe zwei Mal wöchentlich ins Fitnessstudio zum Gerätetraining. Bei einem intensiven Ganzkörpertraining kommt es zu einer Anregung des Stoffwechsels, die einen Mehrverbrauch von 200 bis 600 Kalorien über dem eigentlichen Energiebedarf einer Person in den folgenden 48 Stunden verursacht. Besonders die Nachtverbrennung wird durch Krafttraining intensiviert im Rahmen der Regenerationsphase. 600 Kalorien entspricht etwa einer Tafel Nussschokolade.

In den Blogs im Internet über Baobab sind besonders junge Frauen begeistert über die einfache Gewichtsabnahme, die sie dank Affenbrotfruchtpulver erzielen. Der gefährliche Jo-Jo-Effekt hört auf und Diäten gehören der Vergangenheit an. Baobabfruchtpulver schmeckt lecker und kann überall verwendet werden: in Smoothies, Müsli, Keksen, Suppen und vielem mehr (s. Rezeptteil). Vitalstoffreiche Lebensmittel wie Baobab in Verbindung mit einem aktiven Lebensstil machen Gewichtsmanagement leichter. Baobab nährt den Körper auf optimale Weise und schenkt Energie auch für körperliche Betätigung.

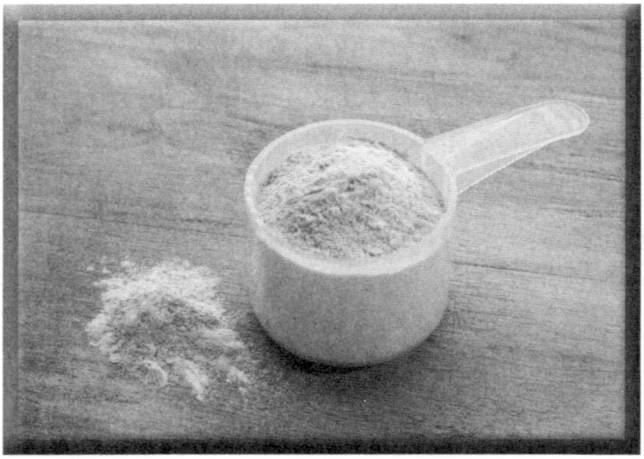

# Kosmetik und Hautpflege

## Baobaböl für eine gesunde, zarte Haut

Seit uralten Zeiten wurden Samenöle als Hautpflegemittel verwendet, bei den Sumerern, den alten Ägyptern und auch im restlichen Afrika. Im 20. Jahrhundert kamen synthetische Ersatzöle in Mode. Weil diese künstlich hergestellten Öle oft mehr Schaden als Nutzen anrichten und unsere Haut durch Umweltstress belastet ist, erleben natürliche Samenöle heute eine Renaissance in der Kosmetik- und Pharmaindustrie. Gesundheitsbewusste Konsumenten fragen immer mehr kosmetische Zutaten natürlichen Ursprungs nach. Baobaböl passt perfekt zu dieser Entwicklung. Seine hervorragenden Hautpflege- und Heileigenschaften, gepaart mit einer herausragenden Stabilität machen das Samenöl des Affenbrotbaums so einzigartig.

Baobab von innen und außen macht auch in Hollywood Karriere als Schönheitsmittel. Ariane Sommer schreibt in ihrer „Hollywood-Kolumne“ vom 3. April 2014 für www.red-carpet.de: „Mach Platz, Acai! Weg da, Granatapfel! Der Star unter den ‚Superfruits‘ in Hollywood derzeit ist eine eher unscheinbare Frucht namens Baobab.“ Danach schwören Celebrities wie die Models Alessandra Ambrosio und Rosie Huntington-Whiteley auf Baobabkapseln. Der extrem hohe Vitamin-C-Gehalt fördert die Collagenproduktion und somit schöne, knackige Haut. Designerin Vivienne Westwood rührt sich Baobabfruchtpulver morgens in den Orangensaft. Wenn Sie auf dem „roten Teppich“ Ihres Lebens als „Star“ glänzen wollen, ist Baobab eine gute Idee.

Im Februar 2015 hatte ich ein denkwürdiges Erlebnis. Es ist allerdings nicht zur Nachahmung empfohlen! Ich war bei einem Freund in Brüssel zu Besuch. Meine Französischkenntnisse sind so lala, jedenfalls nicht ausreichend, um die Label von Haushaltsreinigern zu verstehen. Die Putzfrau meines Freundes konnte in der Woche nicht, weil sie die Hochzeit ihres Sohnes vorbereiten musste. Im mit Fliesen ausgelegten Flur waren Dreckspuren zu sehen. Intuitiv griff ich nach einem Putzmittel, auf dem weiße Arbeitsflächen in der Küche abgebildet waren. Ich nahm an, es sei ein Haushaltsreiniger, nahm mir Putzeimer und Feudel, die Gummihandschuhe fand ich nicht, und verdünnte das Mittel mit Wasser. Dann schrubbte ich los. Der Schmutz verschwand, aber meine Hände waren in einem erbärmlichen Zustand. Hellgrau, mit kleinen kreuzförmigen Rissen überall und trocken wie Elefantenhaut. Als mein Freund abends nach Hause kam und ich ihm von meinem Malheur erzählte, schlug er die Hände über dem Kopf zusammen. Ich hatte versehentlich ein ganz scharfes Mittel erwischt, eine Art Rohrfrei. Und das ohne Handschuhe ... Ich benutzte alles Mögliche, um meine Hände wieder weich und rosig zu bekommen. Bepanthensalbe, Babyöl, Körpercreme: Nichts half.

Als ich nach fünf Tagen wieder zuhause in Hamburg war, erinnerte ich mich daran, dass ich meiner Freundin ein Pröbchen „Demeter Baobab leg lotion“ von Martina Gebhardt abgetreten hatte und sie mir so vorgeschwärmt hatte, wie weich und zart und gut mit Feuchtigkeit versorgt ihre Beine tagelang waren. Ich hatte noch ein Pröbchen „Baobab foot balm“ und ein Pröbchen fetthaltige Gesichtscreme. Beide Cremes massierte ich abwechselnd in meine geschundenen Hände ein. Das Wunder geschah: die Hände regenerierten sich innerhalb von nur anderthalb Tagen und sahen aus, als sei nichts gewesen.

Und noch ein Erlebnis mit Baobaböl. Während ich dies schreibe, bin ich im Stubaital in Tirol zum Skifahren. Das Skigebiet liegt auf 3000 Metern Höhe und es ist Ende März. Weil es am ersten Tag leicht bewölkt und der Himmel bedeckt war, nahm ich es mit dem Sonnenschutz nicht ernst genug und cremte mich nur zwei Mal ein, allerdings mit Sonnenschutzfaktor 50. Am Abend sagte mir der Hotelchef, dass es gerade bei bedecktem Himmel gefährlich ist auf dieser Höhe, weil der Schnee das Sonnenlicht, was durch die Wolkendecke kommt, reflektiert. Das Ergebnis:

Am Abend brannte meine Unterlippe, ich wusste, das sind die Erstsymptome von Lippenherpes. Und meine Wangen und meine Nase waren gerötet und leicht geschwollen. Ich massierte zwei Mal im Abstand von zwei Stunden Baobaböl in meine Gesichtshaut und meine Unterlippe und am nächsten Tag waren die Symptome vollständig weg.

Warum ist Baobab so wirksam als Hauptpflege und Kosmetik? Und zwar innerlich – als Fruchtpulver – und äußerlich – als Samenöl. Dazu muss ich etwas weiter ausholen. In der konventionellen Kosmetikindustrie, so schreibt die Expertin Heike Käser in Ihrem Standardwerk „Naturkosmetische Rohstoffe“, werden synthetische, oxidativ stabile Öle auf Mineralöl- oder Silikonbasis bevorzugt, die den Vorteil haben, sich gut zu verteilen und lange haltbar zu sein. Außerdem sind sie günstiger als reine Pflanzenöle. Diese künstlich hergestellten Öle dichten jedoch die Haut ab. Der Wasserverlust oder die Verdunstung wird so verringert, aber auch der gesunde Impuls der Haut, Feuchtigkeit abzugeben. Die Haut benötigt ein gewisses Maß an Wasserverlust, um das Signal zu erhalten, selbst feuchtigkeitsbindende Stoffe zu produzieren. Verhindert man nun diesen Wasserverlust zu stark, stellt sie diese „Hilfe zur Selbsthilfe“ ein. Zuerst wirkt die Haut praller, weil sich die Feuchtigkeit in den oberen Hautschichten staut. Wird aber das Produkt abgesetzt, ist die Haut trockener als zuvor. Sie hat die Eigenproduktion von Substanzen, welche Feuchtigkeit binden, eingestellt.

Ist nun alle Art von Naturkosmetik eine gute Alternative? Leider nein. Viele Naturkosmetikfirmen setzen auf pflanzliche Esteröle auf der Basis von Kokos- und Palmöl. Das Fettsäuremuster wurde dabei jedoch zugunsten von kurzkettigen Fettsäuren verändert. In der wirklich konsequenten Naturkosmetik setzt man auf reine, native Öle, die einen natürlichen Gehalt an gesättigten und einfach sowie mehrfach ungesättigten Fettsäuren aufweisen. Es gibt eine wachsende Nachfrage nach natürlichen Ölen pflanzlichen Ursprungs. Die wissenschaftlichen Studien zum Thema Baobaböl bestätigen die Erfahrungen der Verbraucher. Der große Vorteil dieser nativen pflanzlichen Öle, so Heike Käser in der Zeitschrift „Forum – Aromatherapie-Aromapflege-Aromakultur“ in der Ausgabe Nummer 43/2014: Sie sind hauteigenen Fetten sehr ähnlich und werden daher besonders gut von der Haut aufgenommen. Der Körper spaltet diese hautphysiologischen Lipide durch hauteigene Enzyme und baut sie in die Haut ein. Die Haut besitzt ein Antioxidanziennetzwerk vor allem in den Zellmembranen zum Beispiel aus Squalen, Tocopherolen (Vitamin E) und Carotinoiden, das Lichtenergie in Wärme umwandelt.

Pflanzenöle wie Baobaböl enthalten idealerweise genau diese Substanzen, aus der auch die Haut besteht: hautphysiologische Fettsäuren wie Palmitinsäure, gebundene 2-fach ungesättigte Linolsäure und einfach ungesättigte Ölsäure, daneben Vitamin E und andere fettlösliche Vitamine, Betacarotin, Phytosterole, welche die Barriereschicht der Haut rekonstruieren, sowie Phospholipide und andere Bioflavonoide oder Pflanzenbegleitstoffe, welche auch in der Haut selbst produziert werden und dort wichtige Funktionen übernehmen.

Mehrfach ungesättigte Fettsäuren in vielen Kosmetika haben den Nachteil, dass sie reaktionsfreudig und damit anfällig für Oxidation oder Ranzigwerden sind. Wasser fördert oxidative Prozesse. Emulsionen mit mehrfach ungesättigten Fettsäuren, so Heike Käser, bilden auf der Haut einen dünnen Film, welcher die Reaktionsfläche der Haut mit Sauerstoff und Sonnenlicht vergrößert. Dadurch werden die Antioxidanzien in diesen Kosmetika beschleunigt aufgebraucht und die sensiblen Fettsäuren sind nicht mehr geschützt. Was viele nicht wissen: Mehrfach ungesättigte Fettsäuren verändern die Barrierelipide in der Hornschicht und erhöhen damit den oxidativen Stress der Haut. Viele Frauen erleben eine Beruhigung ihrer gereizten Haut, wenn sie auf Kosmetikprodukte mit mehr hoher oxidativer Stabilität wechseln.

Warum Baobaböl? Baobaböl besitzt eine ideale Fettsäureverteilung und eine extrem hohe chemische Stabilität, und zwar ist es ganz natürlich ungekühlt mindestens zwei Jahre lang haltbar, oft sogar bis zu fünf Jahren. Damit ist es wesentlich stabiler als Olivenöl. Das liegt am sehr hohen Palmitinsäuregehalt von bis zu 30 Prozent, es gibt in der Literatur sogar Werte bis 45 Prozent. Hierzu ist wichtig zu wissen, dass die Hautbarriereschicht von den Fettsäuren her zu 37 Prozent aus Palmitinsäure, einer gesättigten Gettsäure, besteht. Der Gehalt an Palmitinsäure verringert sich im Alter. Daher ist Baobaböl besonders in Rezepturen für die trockene und reife Haut ideal, bei der auch die Barriereschutzfunktion der Haut abnimmt. Palmitinsäurereiche Öle bilden nur einen leichten Schutzfilm auf der Haut, ohne die Hautatmung und Wasserabgabe der Haut zu stören.

Der Anteil der Ölsäure, einer einfach ungesättigten Fettsäure, liegt im Baobabsamenöl bei etwa 36 Prozent und der der Linolsäure, einer zweifach ungesättigten Fettsäure, bei mehr als 29 Prozent, was ein ausgewogenes oder ideales Verhältnis ergibt. Unter den ungesättigten Fettsäuren hat Ölsäure und unter den gesättigten Fettsäuren hat Palmitinsäure die besten Wirkungen, was die Verbesserung der Durchlässigkeit der Haut betrifft.

Baobaböl gilt als nicht trocknendes Öl. Die Verseifungszahl, ein Maß für die in einem Gramm Fett vorkommenden gebundenen und freien Säuren, entspricht der von Palmöl. Der Anteil der unverseifbaren Fettbegleitstoffen in Baobaböl ist mit 3,8 Prozent hoch. Das sind wertvolle Substanzen, vor allem Beta-Sitosterol mit etwa 75 Prozent an der Sterolfraktion, Delta-7-Avenasterol mit 12 Prozent sowie Campesterol mit etwa 6 Prozent. Beta-Sitosterol stellt ein kraftvolles Antioxidanz dar und reduziert die Schäden, von denen die DNS in den Zellen betroffen ist. Wahrscheinlich ist Beta-Sitosterol in der Lage, die Produktion von antioxidativ wirkenden Enzymen anzuregen. Auch die einfach ungesättigte Ölsäure hat ein starkes antioxidatives Potenzial. Für Hauptpflegeprodukte interessant ist auch der hohe Linolsäureanteil, der nicht nur die Haut schützt, sondern sie wirksam erneuert und verjüngt. Linolsäure ist wie Palmitinsäure ein wesentlicher Bestandteil der Barriereschichtlipide in der Haut. Linolsäure wird in der Haut durch ein hauteigenes Enzym, die 15-Lipoxygenase, in eine Hydroxyfettsäure umgewandelt, welche entzündungshemmed wirkt.

Im goldgelben Baobaböl finden sich verschiedene Vitamine wie Provitamin A, Vitamin D, E und „Vitamin F", damit werden mehrfach ungesättigte Fettsäuren bezeichnet. „Vitamin F" ist verantwortlich für die Verjüngung und Erneuerung der Zellmembranen. Vitamin E ist ein Vitamin mit einer ungewöhnlich hohen antioxidativen Potenz mit Anti-Aging-Effekt. Studien haben ergeben, dass Baobaböl sehr gut bei trockener und geschädigter Haut hilft, aber auch bei Schäden in der Haarstruktur und sogar bei Ekzemen und Schuppenflechte. Das Vitamin D3 in Baobaböl unterstützt die Aufnahme von Kalzium in Knochen- und Hautzellen. Außerdem lindert das Öl des Affenbrotbaums Schmerzen bei Verbrennungen und regeneriert die Epithel-Schicht der Haut besonders schnell und effektiv. Dabei wird die Haut elastischer und auch der Tonus verbessert.

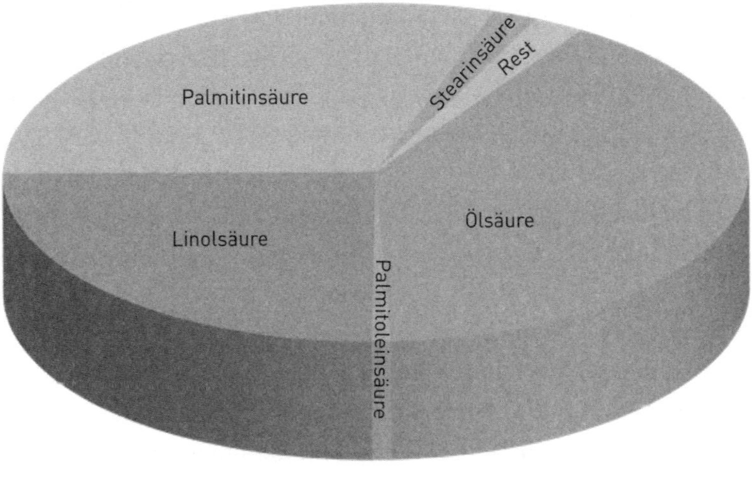

Baobab ist durch seine natürliche oxidative Stabilität und seine anderen wertvollen Inhaltsstoffen ein sehr gutes Basisöl für kosmetische Produkte. Ähnlich wie Avocadoöl dringt es sehr gut in die Haut ein, hat eine stark nährende Wirkung, macht die Haut weich und erneuert die äußeren Hautschichten. Bisher konnte keine allergische Reaktion beobachtet werden, Baobaböl ist also sehr gut verträglich.

Heike Käser, die mit ihrer Firma „Olionatura[6]" Seminare zum Selbermachen von Naturkosmetik – welche diesen Namen wirklich verdient – anbietet, betont „Baobaböl eignet sich vor allem für trockene, feuchtigkeitsarme und barrieregestörte Haut. Es schützt die Haut vor transepidermalem Wasserverlust und wirkt glättend, filmbildend und barriereschützend." In Kombination mit Ölen, die reich an der reaktionsfreudigen Linolensäure sind (wie Nachtkerzen- oder Wildrosenöl), stellt Baobaböl den idealen Partner dar, weil es die Haltbarkeit dieser Stoffe verlängert. Natürlich kann man das Baobaböl auch „solo" auf die Haut auftragen oder gemischt mit anderen Ölen wie zum Beispiel Behen- oder Moringaöl. Wer will, kann sein Gesicht täglich mit Baobabsamenöl massieren. Meine Haut ist trocken und ich liebe das reichhaltige Öl sommers wie winters.

Auch Baobabfruchtpulver lässt sich äußerlich als Schönheitsmittel verwenden. Man nimmt eine kleine Menge Pulver, verdünnt es mit Wasser zu einem Brei und lässt diesen für 15 Minuten einziehen. Eine solche Maske kann man seiner Haut bis zu 3-mal die Woche gönnen. In Frankreich gibt es schon fertige Produkte auf Baobabbasis zu kaufen, z. B. „Masque anti-age à la poudre de baobab" von der Firma Baomix. Auch ein Öl, Serum und eine Creme gegen Falten sind auf dem Markt.

„Southern African Developing Countries SADC" brachte 2006 eine Studie heraus, wonach Baobaböl zurzeit ein wirtschaftliches Volumen von 11.203.000 US-Dollar aufweist mit einem Potenzial von 961.358.000 US-Dollar. Damit könnte allein die Wertschöpfung durch Baobaböl vielen afrikanischen Haushalten ein sicheres Einkommen ermöglichen. Exportiert werden für Kosmetika neben dem Samenöl auch Baobabfruchtpulver, grünes Blattpulver gegen Akne und Entzündungen sowie die roten Faserstoffe in den Fruchthüllen, die einen besonders hohen ORAC-Wert aufweisen (rund 75.000).

## Baobabfruchtpulver, Schönheitsmittel von innen

Schönheit kommt von innen. Damit ist einerseits die Ausstrahlung gemeint. Wer eine gute Ausstrahlung hat, ist oft selbstbewusst und wirkt auf seine Umgebung anziehend. Das authentische Reiki, das ich bundesweit unterrichte, wird in den USA „The Radiance Technique" genannt: eine Methode, seine Ausstrahlung zu verbessern. Von innen heißt aber auch: Ich muss das Richtige essen. Wenn ich zu viele Omega-6-Fettsäuren zu mir nehme, neigt meine Haut vielleicht zu Entzündungen.

Wer Aspirin (Acetylsalicylsäure) einnimmt, greift in den komplizierten Fettstoffwechsel ein durch das Blockieren eines Enzyms namens Phospholipase A2. Nicht nur das Gleichgewicht der Fette spielt für den äußeren Zustand der Haut eine Rolle. Wer wegen Hautproblemen Kortison einnimmt, blockiert ebenfalls ein wichtiges Enzym, das Entzündungen hervorrufen kann. Zwar tritt dadurch eine Beruhigung der Haut ein, aber gleichzeitig wird zu viel Arachidonsäure produziert. Die Haut bekommt nicht genug von anderen Fettsäuren und so entsteht langfristig die gefürchtete dünne pergamentartige Haut.

Wer unter Hautunreinheiten leidet, sollte vielleicht den Schokolade- und Zuckerkonsum überprüfen. Auch der Verzehr von Schweinefleisch kann die Entstehung von Mitessern und Pickeln fördern. Kosmetikprodukte auf Paraffinbasis sollten nicht verwendet werden, weil sie nicht in die Haut eingebaut werden können und damit die Regeneration der Haut eher verhindern als sie fördern.

In Baobabfruchtpulver finden sich sowohl hydrophile Antioxidanzien wie Vitamin C und Flavonoide als auch lipophile wie Vitamin E, Betacarotin und Alpha-Linolensäure. Baobab, so zeige ich in meinem Kapitel über sein antioxidatives Potenzial, bekämpft damit erfolgreich eine Vielzahl freier Radikaler und schützt so unsere Zellen vor Alterungsprozessen. Das Provitamin A erneuert die Hautzellen. Vitamin C und Vitamin E unterstützen die körpereigene Synthese von Kollagen, einer Eiweißverbindung, und machen die Haut von innen prall. Linol- und Linolensäure, auch „Vitamin F" genannt, schützen das Gewebe vor Wasserverlust. „Vitamin F" ermöglicht es den Zellen der Epidermis, ihre Spannkraft zu behalten oder wiederzugewinnen, und diese stärkt die Widerstandsfähigkeit der Gesichtshaut gegenüber aggressiven Umwelteinflüssen.

Auch die Mineralien im Baobabfruchtpulver wie Kalzium, Phosphor, Zink und Mangan sowie die Fruchtsäuren unterstützen die Hautfunktionen. Sie regenerieren die Epidermis, sorgen dafür, dass die Haut genug Wasser für mehr Spannkraft einlagert, und fördern die Mikrozirkulation. Besonders hervorzuheben ist in diesem Zusammenhang Zink, das für die Herstellung von Sebum, dem Hauttalg, wichtig ist und somit die Probleme einer zu fetten oder Mischhaut angeht. Talg hält die oberste Schicht der Haut, die Hornschicht, geschmeidig. Mangan ist ein Antioxidanz, das gegen die Merkmale verfrühter Hautalterung arbeitet. Baobabfruchtpulver könnte man daher als ein natürliches Schönheitsmittel von innen bezeichnen, was für elastische und strahlende Pfirsichhaut sorgt.

## Die Wirkungen von Baobaböl zusammengefasst

- macht die Haut weich
- erneuert die Haut
- wird schnell absorbiert
- verbessert die Hautelastizität
- enthält essenzielle Fettsäuren, welche die Haut gesund und schön erhalten
- stimuliert die Hauterneuerung, ohne die Poren zu verstopfen
- stellt eine optimale Feuchtigkeitsversorgung für Haut und Haar dar
- trocknet die Haut nicht – wie andere Öle – langfristig aus
- 

**Außerdem hilft Baobaböl bei diesen Hautproblemen:**

- Sonnen- und Altersflecken
- trockener Haut
- Schwangerschaftsstreifen (die auch durch schnelles Ab- und Zunehmen entstehen können)
- Ekzemen und Schuppenflechte
- Dermatitis (Hautentzündungen)
- Hautkrebs
- schuppiger (Kopf-)Haut
- Sonnenbrand und Verbrennungen.

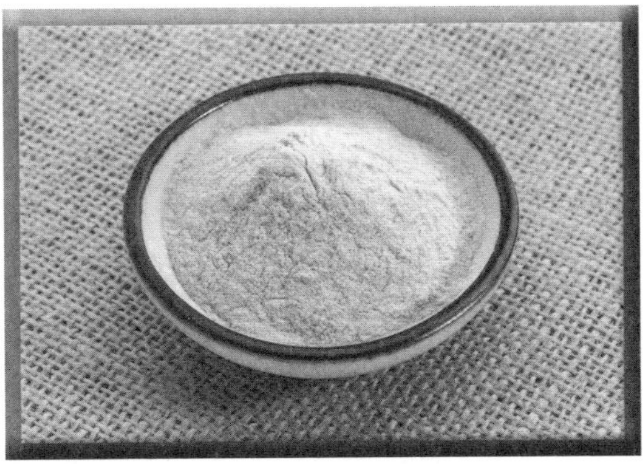

# Baobab von A bis Z

Von alters her wird Baobab in der afrikanischen Volksmedizin und indischen Ayurvedalehre eingesetzt und viele Anwendungen sind durch wissenschaftliche Studien belegt. Doch die folgenden Informationen sind nicht als Anleitung zur Selbstbehandlung gedacht. Wenn Sie Beschwerden haben, gehen Sie bitte zum Arzt oder Heilpraktiker, um die Ursachen herauszufinden. Baobab ist keine Medizin, sondern ein Lebensmittel mit konzentrierter Nährstoffdichte, was uns hilft, gesund zu bleiben, gesund zu werden und Krankheiten vorzubeugen.

## Aids/HIV

In vielen Ländern Afrikas trinken Menschen, die mit HIV diagnostiziert wurden, ein Getränk aus gekochtem Baobabfruchtfleisch, manchmal vermischt mit Baobabwurzeln oder -rinde. Van Wyk et al. stellten 1997 fest, dass das Triterpenoid 7-baueren-3-acetat, ein Derivat der Betulinsäure, in der Baobabrinde Anti-HIV-Aktivitäten besitzt. Gerald E. Wickens schreibt in seinem Standard-Werk „Baobabs", dass das Flavonoid-Glykosid Quercetin-7-0-Beta-D-xylopyranosid in *Adansonia digitata* ein Antioxidanz darstellt mit antibiotischer Kapazität sowie Anti-Krebs-Wirkung und dass diese Substanz auch bei HIV hilft. Die Flavonoide Kaempherol und Quercetin bekamen in der Behandlung von Patienten, die HIV-positiv sind, vom US-amerikanischen Patentamt die Zulassungsnummer 0040052868.

## Antibiotikum

Ein Ethanolauszug aus Baobab war in der Studie von Sanaa O. Yagoub, 2008, effektiver als das Antibiotikum „Amikirain" gegen Escherichia coli wirksam. Auch gegen viele andere Bakterien wie grammapositive, grammanegative, Bacillus subtilis, Mycobacterium lepra hilft Baobab.

## Aphrodisiakum

Von jeher werden in vielen Ländern Afrikas Teile des Baobabs wie Blätter, Auszüge aus den Wurzeln sowie die Samen und das Fruchtfleisch als Aphrodisiakum für Mann und Frau verabreicht. In einigen Gegenden Afrikas gelten die Blätter und Pulpe auch als Mittel gegen erektile Dysfunktion. Samuelsson et al. (1991) beschreiben ein Rezept, demzufolge eine ganze Frucht mit Wasser gekocht wird. Drei Tage lang wird jeweils ein Drittel des Suds getrunken. Dies soll die Potenz verbessern. In anderen afrikanischen Ländern wird ein Auszug aus der Rinde oder aus den Wurzeln für den gleichen Zweck verwendet. Studien, welche diese Wirkungen belegen, fehlen bisher.

## Artgerechtes Essen

Paläontologen meinen, dass die Frühmenschen wahrscheinlich schon vor zwei Millionen Jahren als Sammler und Jäger der Oldowan-Kultur Früchte, Blätter und Samen vom Baobabbaum verzehrt haben. Steinzeiternährung ist in. Was oft nicht bedacht wird: wie verzüchtet mittlerweile fast alle Gemüse- und Obstsorten und wie degeneriert die Nutztiere durch Züchtung, falsche Fütterung und nicht artgerechte Haltung sind. Ursprünglich? *Back to the roots?* Fehlanzeige! Natürliche, seit Jahrmillionen nicht veränderte Pflanzen wie Baobab, Chia und Moringa sind die Lösung. Sie sind daher Vitalstoffbomben erster Güte, an die unser Organismus sich seit Millionen von Jahren bestens angepasst hat, und bringen uns wieder ins Gleichgewicht, *back to balance.* Wenn man dann noch bedenkt, dass auch die heutigen Europäer ursprünglich aus Afrika kamen, vor etwa 60.000 Jahren, kann man sich vorstellen, wie die Gene in unseren Zellen „jubeln", wenn sie endlich wieder eine so ursprüngliche Nahrung genießen dürfen, an die sie seit alters evolutionär angepasst sind.

## Asthma

Der antiasthmatische Effekt von Baobabblättern, so Manfredini 2002, ist auf das Flavonoid Dehydroxyflavan zurückzuführen. Das Blattpulver, so Vincent et al. 1946, konnte die Asthmaanfälle bei Meerschweinchen reduzieren, die durch Histamin hervorgerufen worden waren.

## Augen

In der Volksmedizin werden Baobabfruchtpulver sowie ein Auszug aus den Blättern bei Augenentzündungen eingesetzt. Für die positive Wirkung verantwortlich sind sicherlich die Antioxidanzien in Baobab. Freie Radikale verursachen zwei schwere Augenerkrankungen: den Grauen Star oder Katarakt, bei der die Linsen im Auge eintrüben und die Sicht immer verschwommener wird, und die Altersbedingte Makuladegeneration AMD, bei der der Punkt schärfsten Sehens verschwimmt, und unter der in Deutschland allein mehr als zwei Millionen Menschen leiden. Auch in dunkelgrünen Lebensmitteln wie Moringa finden sich Antioxidanzien wie Lutein und Zeaxanthin, welche freie Radikale aus dem Verkehr ziehen können, bevor sie das empfindliche Gewebe im Auge schädigen können.

## Bakterien

Le Grand konnte 1989 nachweisen, dass Baobabrinde gegen bestimmte Bakterien wirksam ist wie Bacillus subtilis und Mycobacgerium leprae. Hussain und Deeni wiesen 1991 nach, dass Rindenpulver antibakteriell wirkt gegen das Bakterium Streptococcus sp. und Pseudomonas aeruginoa, den Erreger der gefürchteten Legionärskrankheit. Die Rinde und die Blätter von Baobab waren wirksam gegenüber den Bakterien B. subtilis, E.coli, Mycobacterium phlei, S. aureus und Streptococcus faecalis.

## Blutbildung

Nnam veröffentlichte 2004 eine Studie, an der 142 Schulkinder in Nigeria zwischen sechs und acht Jahren beteiligt waren. Sie waren entwurmt worden und hatten eine Hb-Konzentration – das ist der rote Blutfarbstoff – unter 11 Gramm pro Deziliter. Eine Gruppe bekam Getreide und Gemüse plus einen Drink mit 250 Milliliter Baobabfruchtpulver, die andere nur Getreide und Gemüse. In der Baobabgruppe stieg der Hb-Wert auf 13 Gramm pro Deziliter, in der Kontrollgruppe blieb er auf dem alten Wert von 11 Gramm pro Deziliter. Bei den Kindern, die den Baobabdrink bekamen, fiel der Anteil mit einem Ferritinwert von unter 12 Mikrogramm pro Liter von 75 Prozent auf 30 Prozent, in der Vergleichsgruppe blieb er gleich. Viele Veganer und Vegetarier leiden unter Blutarmut aufgrund von Eisenmangel. Hier wäre eine tägliche Zufuhr von Baobabfruchtpulver sehr empfehlenswert.

## Blutdruck

*Lalo,* ein Gericht aus Baobabblättern, wird traditionell im Senegal verwendet, um erhöhten Blutdruck zu senken. Auch ein Auszug aus den Samen soll eine blutdrucksenkende Wirkung haben. In Madagaskar werden Baobabblätter ähnlich wie in Senegal zur Senkung eines erhöhten Blutdrucks verwendet.

## Diabetes

Im Kapitel über Diabetes (s. S. 111) habe ich ausführlich beschrieben, wie Baobabfruchtfleisch den Blutzucker stabilisiert und eine Diabetesprophylaxe darstellt. Y. Tanko et al. zeigten 2008, dass sich die Blutzuckerwerte von diabetischen Mäusen durch die Gabe eines Extrakts aus der Baobabrinde signifikant verbesserten, das heißt sanken. Vielleicht entstehen aus Teilen des Baobabbaums demnächst Diabetesmedikamente.

## Durchfall

In einer Untersuchung in Khartoum mit 160 afrikanischen Kleinkindern (Durchschnittsalter acht Monate), die unter Durchfall und dadurch verursachter Austrocknung litten, war eine wässrige Lösung aus Baobabfruchtfleisch der WHO-Lösung überlegen. Eine Studie mit Kindern in Dakar brachte ähnliche Ergebnisse. Verantwortlich dafür sind die in Baobab enthaltenen Tannine, welche die Sekretion von Verdauungssäften verlangsamen, und die entzündungshemmende Wirkung der Schleimstoffe in der Schleimhaut des Verdauungstraktes. Hinzu kommt der antibakterielle Effekt des Fruchtfleisches.

## Eisenmangel

Eine Studie von Nnam 2004 ergab, dass die Baobabfruchtpulpe den Eisenstatus von Kindern verbessert. In Nigeria verwendet man einen wässrigen Auszug gegen Sichelzellenanämie. In vielen anderen Gegenden Afrikas – wie im Senegal – verwendet man *Lalo,* ein Gemisch aus getrockneten und gemahlenen Baobabblättern, bei Blutarmut.

## Entzündungen

Ramadan et al. veröffentlichten 1994 eine Studie, wonach zwischen 400 und 800 Milligramm Baobabfruchtpulver pro Kilogramm Körpergewicht eine signifikante entzündungshemmende Wirkung bei Ratten mit Ödemen hatte, und zwar vergleichbar mit 15 Milligramm Phenylbutazon pro Kilogramm Körpergewicht in der Vergleichsgruppe. Als Ursache dieser Wirkung wurden die Sterole, Saponine und Triperpene identifiziert. Gray und Hayman veröffentlichten 1986 eine Studie, wonach Baobabsamen 0-acetylethanolamin enthalten, welches ebenfalls eine entzündungshemmende Wirkung aufweist. Ein Auszug aus den Baobabblättern, aber auch ein Saft aus dem Fruchtfleisch, wobei die Pulpe in Wasser oder Milch aufgelöst wird, wird vielerorts in Afrika getrunken bei Entzündungen im Magen-Darm-Trakt.

## Fieber

Die fiebersenkende Wirkung von Baobabfruchtpulver und -blättern war in Afrika und Indien schon immer bekannt und wurde durch wissenschaftliche Studien bestätigt. Bei den Blättern wurden die Tannine, das Kalziumoxalat und der hohe Chlorophyllgehalt für diesen Effekt verantwortlich gemacht, aber auch das Kaliumsäuretaretat und das Sodiumchlorid. Eine Studie von Ramadan et al. aus dem Jahr 1994 ergab, dass 800 Milligramm Baobabfruchtpulver pro Kilogramm Körpergewicht bei Ratten eine fiebersenkende Wirkung hatten, und zwar genauso stark wie 50 Milligramm Acetylsalicylsäure (ASS). Der französische Botaniker Michel Adanson, der den Baobabbaum erstmalig ausführlich beschrieb, hielt sich jahrelang fieber- und malariafrei durch einen täglich konsumierten Tee aus gekochten Baobabblättern. Dieser Auszug wird in vielen Gegenden Afrikas in der Regenzeit prophylaktisch als Malariamittel getrunken. Auch in der indischen Ayurvedalehre wird Baobabfruchtfleisch vermischt mit Wasser als fiebersenkendes Mittel verabreicht. Die Aborigenes in Australien verwenden bei Fieber Baobabblüten.

## Fruchtbarkeit

In vielen afrikanischen Ländern gilt besonders das Baobabfruchtfleisch als Möglichkeit, die Fruchtbarkeit von Frauen zu verbessern. Frauen, die ungewollt kinderlos sind, sollen dort mindestens einen Monat lang täglich Pulpe zu sich nehmen. Vitalstoffreiche Superfoods sind sicherlich eine gute Idee, die Vitalität und damit auch Fruchtbarkeit zu erhöhen. Studien dazu habe ich nicht gefunden.

## Geschwüre

Im Tierversuch brachten Baobabblätter bei Mäusen Magengeschwüre zum Verschwinden. Vermutet wird, dass vor allem die Flavonoide und Antioxidanzien hierfür verantwortlich sind (Studie von D. Bagchi et al. 1998).

## Grippe

Grippeviren zeigten sich sowohl durch Auszüge aus Blättern, als auch durch Fruchtpulpe und Samen sehr verletzlich, wie Vimalanath und Hudson 2009 zeigen konnten. Am meisten antivirale Potenz hatte hierbei der Auszug aus Blättern.

## Herpes

Anani et al. berichteten im Jahr 2000 in einer Studie, dass die Baumrinde und die Blätter vom afrikanischen Baobab sich wirksam gegen Herpes-simplex-Viren erwiesen und ebenfalls gegenüber Sindbisviren und Polioviren. Hudson et al. konnten im gleichen Jahr dieses Ergebnis bestätigen, indem sie eine direkte Inaktivierung von Virenpartikeln nachwiesen. Die intrazellulare antivirale Eigenschaft gegen Herpes-simplex-Viren weist darauf hin, dass Baobab mehrere antivirale Substanzen enthält.

## Haut

Die Naturkosmetikindustrie entdeckt gerade Baobab und man kann sich auch selbst Kosmetika auf Baobabbasis herstellen. Seit jeher wird Baobabfruchtpulver in Afrika als Heilmittel für Hautprobleme wie Dermatitis verwendet. Das Samenöl wird vielerorts gegen Ekzeme, Schuppenflechte und Akne eingesetzt. Karandikar et al. berichteten 1965, dass allergische Dermatitis erfolgreich mit in Wasser aufgelöstem Baobabfruchtfleisch behandelt werden konnte.

## Immunsystem

Viele der Stoffe in Baobab wie bestimmte Vitamine stärken das Immunsystem. Baobabfruchtpulver enthält z.B. bis zu 10-mal so viel Vitamin C wie Orangen. Im Tierversuch mit Hühnern, die mit Cholerabakterien infiziert waren, wurde der die Abwehr fördernde Effekt von Baobabfruchtfleisch dokumentiert. Geschwächt wird das Immunsystem durch freie Radikale. Antioxidanzien wiederum haben die Fähigkeit, diese gefährlichen Sauerstoffverbindungen zu neutralisieren und aus dem Verkehr zu ziehen. Baobabfruchtpulver stellt einen wahren Antioxidanziencocktail dar mit einem für Früchte beispiellosen ORAC-Wert von 24.300. Der ORAC-Wert misst das antioxidative Potenzial eines Lebensmittels.

## Krebs

Baobab steckt voller Antioxidanzien, welche freie Radikale in Schach halten, die verantwortlich auch für die Entstehung von Krebserkrankungen gemacht werden. Die Forscher Dan und Dan berichteten 1986 von den pharmazeutisch aktiven Triterpenoiden Friedelane und Lupan in den Blättern und der Baumrinde von *Adansonia digitata,* von denen Chatterjee et al. 2000 postulierten, sie hätten die Eigenschaft, der Entstehung von Melanomen (Hautkrebs) entgegenzuwirken. Ein bestimmtes Flavonoid, siehe S. 150 unter dem Stichwort „Aids“, hat eine Anti-Krebs-Wirkung. Der hohe Ballaststoffanteil im Fruchtfleisch hat ebenfalls einen krebshemmenden Effekt.

## Baobaböl in der begleitenden Krebstherapie

Ein Artikel von Anne Bickert über Bababöl in der komplementären ganzheitlichen Behandlung von Krebspatienten in der Zeitschrift „Forum" Ausgabe 44/2014 hat mich sehr berührt. Die Autorin hörte von Baobab auf der „Biofach" und trat mit Adama Mbaye aus Dakar in Kontakt, die ihr erzählte, dass Afrikaner Baobaböl bei Hautverbrennungen anwenden, wodurch Brandwunden wunderbar abheilen, ohne Narben zu hinterlassen. In Afrika wird Baobaböl traditionell in der Volksmedizin für gereizte, rissige und unreine Haut eingesetzt, aber auch bei Verbrennungen und Sonnenbrand. Außerdem dient es als Heilmittel bei Pilzbefall der Schleimhäute, bei Zahnfleischentzündungen, bei Halsentzündungen, es wird zur Heilung von Ekzemen und Schuppenflechte eingesetzt, zur Therapie von trockenem Haar und Spliss, zum Schutz der Haare und Kopfhaut, und auch bei brüchigen Nägeln, Fuß- und Nagelpilz. Nach dem Gespräch mit Adama Mbaye war für Anne Bickert klar: „Ich dachte sofort, dass dies ein natürlicher Weg sein könnte, um die Nebenwirkungen der Strahlentherapie auf das Hautgewebe zu bekämpfen." Gedacht, getan.

Bei Anne Bickert wurde 2011 Brustkrebs diagnostiziert. Trotz Strahlentherapie zeigte ihre Haut dank Baobaböl nicht die üblichen Schäden. Zusammen mit Medizinern entwickelte sie ein Konzept für Krebspatienten und eröffnete 2012 ihre Praxis „Onko-Medical-Wellness" in Nierstein, Rheinland-Pfalz. „Ich setze Baobaböl bei allen Hautproblemen ein und gerade in der Chemozeit verwende ich gezielt zubereitete Massageöle oder Pflegeöle für die tägliche Versorgung der Haut." In der Zeit der Bestrahlung sei es sehr wichtig, die stark strapazierte Haut zu nähren, zu schützen, zu kühlen und zu pflegen. So hat Bickert ein Narbenpflegeöl entwickelt, eine Vaginalpilzinfekt-Mischung zur Prävention und eine Mundschleimhaut-Spülung, alle auf Grundlage von Baobaböl. Durch die Strahlentherapie wird nicht nur die Haut stark beansprucht, sondern auch das Immunsystem geschwächt, was zu Infektionen der Oral-,

Vaginal- und Nasenschleimhaut führen könne. Eine Frau war bei ihr in Therapie und bekam auch Fußreflexzonen-Massagen, um die Entschlackung zu fördern. Sie hatte trotz intensiver Bestrahlungstherapie keine gravierenden Hautirritationen oder Zeichen von Trockenheit. Ihre Haut regenerierte sich nach Therapieabschluss schnell. Das Resümee von Anne Bickert: „Ich kann nach drei Jahren Praxiserfahrung in der Begleitung von Krebspatienten in meiner Onko-Medical-Wellness-Praxis bestätigen, dass das Baobaböl in der komplementären, ganzheitlichen Behandlung krebskranker Menschen einen besonderen Stellenwert hat."

*Kontakt: www.onko-medical-wellness.de*

## Leberschutz

Das Fruchtpulver des Affenbrotbaums wurde untersucht, inwieweit es als Leberschutz wirkt. Die Ergebnisse waren sehr überzeugend. Al-Qarawi, Al-Damegh und El-Mougy von der King Saud University in Saudi-Arabien führten 2003 männlichen Ratten den leberschädigenden Stoff Karbontetrachlorid zu. Die Ratten, die vorher einen Wasserauszug des Baobabfruchtfleisches bekamen, wiesen normale Leberfunktionen auf. Die Ergebnisse waren signifikant. Die Forscher nehmen an, dass für diesen Leberschutzeffekt Beta-Sitosterin, Beta-Amyrin Palmitat und Alpha-Myrin im Baobabfruchtfleisch verantwortlich sein können.

In meinen Augen ist Baobabfruchtfleisch auch deshalb ein guter Leberschutz, weil die Faserstoffe die Darmflora stärken, sodass weniger leberschädigende Darmgase entstehen. Die Mineralstoffe befreien den Organismus von Stoffwechselsäuren, die sonst die Leber belasten würden. Aminosäuren wie Methionin und Cholin entgiften und entfetten die Leber. Mangan bindet überschüssiges Fett und Zink hilft beim schnelleren Alkoholabbau. Die B-Vitamine bauen Giftstoffe, Zucker und Alkohol ab und entlasten dadurch die Leber.

## Menopause

Baobabfruchtpulver enthält mehr Kalzium als Milch, was wichtig ist für starke Knochen und Osteoporose entgegenwirkt. Das Kalzium in Baobab wird wegen des hohen Magnesiumgehalts im Fruchtfleisch besonders gut aufgenommen. Die Flavonoide in Baobab wirken Hormonschwankungen und damit Hitzewellen entgegen. Das Vitamin E sorgt dafür, dass Haut und Schleimhäute gut durchblutet bleiben und die Scheide nicht trocken wird.

## Pilze

Der Forscher Le Grand fand schon 1984 heraus, dass ein Methanolextrakt der Baobabblüten gegen bestimmte Pilze eine antifungizide Wirkung entfaltete, und zwar gegen Epidermophyton floccosum und M. canis sowie Trochophyton rubrum, was Locher et al. 1995 bestätigten. Auch gegenüber dem Pilz A. niger, so konnte 1991 durch das Forscherteam Hussain und Deeni gezeigt werden, war ein Methanolauszug aus der Baobabrinde wirksam, ebenso wurde Candida albicans zurückgedrängt.

## Schmerzen

In der indischen Ayurveda-Medizin wird Baobab als Schmerzmittel verwendet, und zwar diese Teile: Fruchtfleisch, Samen, Blätter und Baumrinde. Um die Geburtsschmerzen zu verringern, baden in Indien Frauen in Wasser, in dem Baobabrinde ausgekocht wurde. Oft stecken hinter Schmerzen entzündliche Prozesse. Weitere natürliche Schmerzmittel, die auch die Ursachen angehen, sind daher Teufelskralle, Kurkuma, Enzyme aus Tropenfrüchten wie Bromelain und Papain – siehe dazu meine Bücher über Ananas und Papaya – sowie Weihrauch. Die Forscher Khan et al. fanden 2006 heraus, dass Baobabsamenöl genauso stark schmerzstillend wirkt wie Aspirin (Acetylsalicylsäure).

## Sport

In Frankreich sind Baobab und Baobabprodukte schon bekannter als bei uns. Der vierfache französische Meister im Klettern Joann Le Couster nimmt Baobab für die Ausdauer und stellt seither neue Rekorde auf. Auch die dort bekannte Triathlonathletin Elodie Lengellé, Siegerin im Triathlon Valencia 2012, verwendet mit Erfolg Baobab, ebenso Formel-I-Fahrer sowie der AC Milan sollen auf Baobab schwören. Baobabfruchtpulver stellt gerade für Ausdauersportarten wichtige Antioxidanzien bereit sowie leicht verdauliche Proteine und Vitamine.

## Stress

In Afrika werden die getrockneten Blätter und die Fruchtpulpe als Anti-Stress-Mittel betrachtet, die vor Müdigkeit und Erschöpfung bewahren. Wie ich im Kapitel über Burnout-Prophylaxe dargelegt habe, sind dafür viele Inhaltstoffe wie Vitamin C, die B-Vitamine, Mineralien wie Zink und sekundäre Pflanzenstoffe mit antioxidativer Wirkung verantwortlich. Die Antioxidanzien in Baboab schützen besonders unser Gehirn vor Überforderung.

## Tierkrankheiten

Wickens/Lowe berichten in ihrem Buch „The Baobabs", dass in vielen Teilen Afrikas Tiere mit Teilen vom Baobabbaum wie Blättern, Rinde und Fruchtfleisch erfolgreich therapiert werden. Kühe, Kamele, Ziegen, Schafe, Hühner, Pferde: Alle profitieren sie bei so unterschiedlichen Gesundheitsproblemen wie Verdauungsbeschwerden, Infektionen, Immunschwäche, Insektenstichen, Unfruchtbarkeit, mangelndem Appetit und Geschwüren. Die Informationen und Studien sind noch etwas mager. Es gibt aber eine Datenbank vom „Laboratoire de Botanique Médicale" der „Université de Louvain-la Neuve", erwähnt von Baerts-Lehmann 2002, über die traditionelle und moderne Anwendung von Baobab bei

Nutz- und Haustieren. In Italien gibt es bereits Nahrungsergänzungen für Haustiere auf Baobabbasis. Unter der internationalen Veröffentlichungsnummer WO 2008/014860 A1 vom 7.2.2008 ließ sich Peter Engels in Bergisch Gladbach die Verwendung von Teilen der Baobabpflanze in Tierfutter als Erfindung patentieren.

## Verdauungsbeschwerden

Traditionell wird in Mali und anderen afrikanischen Ländern Verstopfung mit Baobabpulpe therapiert. Im Sudan und anderenorts wird Patienten mit Durchfall mehrmals täglich Baobabfruchtfleisch verabreicht. Auch in Indien verwendet man in Buttermilch aufgelöstes Fruchtfleisch zur Therapie von Durchfall. Baobab wirkt sowohl bei Durchfall als auch bei Verstopfung ausgleichend. Warum? Klingt das nicht widersprüchlich? Nicht, wenn man weiß, dass Baobab ein Adaptogen ist, ein pflanzliches Mittel, das alle körperlichen Funktionen ins Gleichgewicht bringt und optimiert. Baobabfruchtpulver sorgt durch seine Fruchtsäuren und Ballaststoffe für eine zügige Darmpassage. Besonders die unlöslichen Ballaststoffe fördern eine gesunde Darmflora. In Studien an der Universität von Ferrara, Italien, zeigte sich, dass Baobab sogar die Symptome des Reizdarmsyndroms signifikant verbessern konnte. Viele Stoffe in Baobab wirken entzündungshemmend und wirken daher prophylaktisch und lindernd bei Darmentzündungen wie Colitis Ulcerosa oder Morbus Crohn.

## Viren

Verschiedene Teile des Baobabbaums wirken antiviral, wie Anani et al. im Jahr 2000 herausfanden. Untersucht wurde ein Auszug aus der Rinde und den Blättern. Baobab war effektiv bei Herpes-simplex-Viren, Sindbis-Viren und Polio-Viren. Wahrscheinlich sind hierfür mehrere Bestandteile verantwortlich, die Virusanteile zerstören und auch im interzellulären Gewebe antiviral wirken.

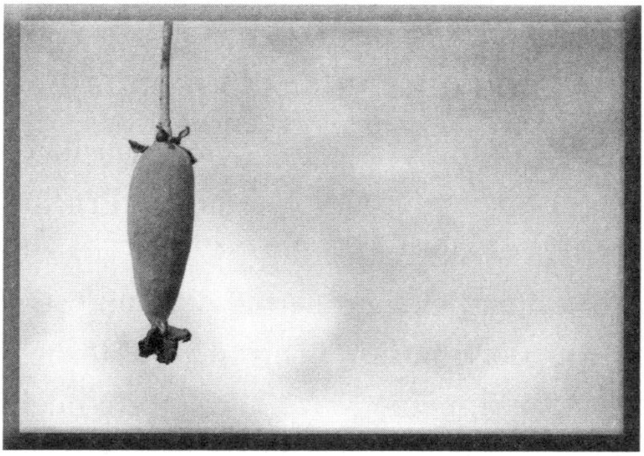

# Erfahrungsberichte mit Baobab

In meinem Bekanntenkreis bin ich nicht sehr fündig geworden, was Erfahrungsberichte betrifft. Warum nicht? Weil die meisten Baobab noch nicht kannten. Aber das soll sich ja gerade mit diesem Buch ändern.

## Meine eigenen Erfahrungen

Ich bin ziemlich gut mit „allen gesunden Nahrungsergänzungsmitteln" versorgt und ein großer Teil meiner Ernährung besteht aus Superfoods: Afa-Algen, Moringa, Chia. Daher habe ich gar nicht damit gerechnet, eine großartige Wirkung von Baobab zu spüren. Und war doch positiv überrascht. Manchmal hatte ich ein Schlafdefizit, weil meine Katze mich störte oder ich zu spät von einem meiner vielen Reikiseminare nach Hause gekommen war. Das war dann früher immer ein Problem: Ich fühlte mich den ganzen Tag schlapp und unausgeschlafen, der Tag war eigentlich gelaufen für kreative Arbeiten und auch stimmungsmäßig. Das ist jetzt vorbei. Baobab gibt mir seelisch Schwung, auch, wenn es mal nicht sieben Stunden Schlaf sind. Ich fühle mich belastbarer, was Stress betrifft. Infektionen bekomme ich anscheinend überhaupt nicht mehr, egal wie sehr alles um mich herum schnieft und hustet. Mein Nervensystem scheint viel stabiler geworden zu sein, es kann mich so gut wie nichts mehr aus der Ruhe bringen. Ich habe immer das Gefühl, das Tagespensum gut zu schaffen, und meine durch Reiki, Sport und gesunde Ernährung sowieso schon erlebte Lebensfreude hat nochmal eine intensive Steigerung erfahren. Das hätte ich so nicht für möglich gehalten. Ich lasse regelmäßig meine Blutwerte checken. Manchmal war mein Wert für Hämoglobin (eisenhaltiger roter Blutfarbstoff) zu niedrig (Hb 9,6 Gramm pro Deziliter), seit ich Baobab esse, ist er auf gesunde 12 gestiegen. Zuweilen hatte ich auch einen Selenmangel. Der ist jetzt behoben. Seit ich meine Haut mit Baobaböl und Demeter-Beincreme auf Baobabbasis pflege, ist sie viel weicher und glatter geworden.

Meine Knitterfältchen am Schienbein sind verschwunden und ich habe das Gefühl, meine Gesichtshaut ist straffer geworden und Lachfältchen sind gemildert. Am Tollsten finde ich, dass ich jetzt noch mehr Schwung, Fröhlichkeit und Energie erlebe! Ach ja: Ich habe im Winter nicht mehr so leicht kalte Füße und Hände. Die Sonne Afrikas, im Baobab gespeichert, scheint mich zu wärmen.

## Mein 95-jähriger Vater

Mein Vater nimmt auf meine Empfehlung hin schon Moringa und Afa-Algen sowie Omega-3-Fettsäuren für seine Augen. Er ist geistig voll da, lebt noch allein, spielt Skat, macht jeden Morgen eine Stunde Gymnastik, hält als Mitglied der Zeitzeugen Vorträge über seine Kriegserlebnisse in Hamburger Schulen, ist in ein weiteres Schulprojekt involviert und auch im Schauspielhaus aktiv. So gut wie nie braucht er Tabletten. Seine Einstellung: Eine Erkältung dauert mit Tabletten eine Woche, sonst sieben Tage. Jetzt nimmt er auch noch Baobabpresslinge. Sie sind einfacher zu handhaben als loses Pulver, dessen Benutzung ihm zu umständlich ist, weil er eine Sehschwäche hat. Seit er Baobab verwendet, hat er keine Erkältung mehr gehabt. Er schläft besser, hat noch mehr Energie und ist noch ausgeglichener geworden. Manchmal hat er sich früher über Kleinigkeiten aufgeregt, jetzt lässt er eher alle Fünfe gerade sein. Das alles ist auch ihm aufgefallen. Ich finde es beachtlich, dass Baobab die Lebensqualität auch in einem solch fortgeschrittenen Alter noch steigern kann. Da er nach seiner Pensionierung mit unserer Mutter viel mit seinem Wohnmobil in Afrika unterwegs war, sind ihm Affenbrotbäume vertraut. Dass man das Fruchtpulver essen kann und es auch noch lecker schmeckt und gut tut, wusste er allerdings bisher nicht. Über 100-Jährige zeichnet aus: Optimismus und Humor. Damit ist mein Vater sowieso gesegnet. Ich hoffe, dass er mit Baobab diese seelischen Qualitäten auch noch bis an sein Lebensende bewahren kann.

## Auch Babys lieben Baobab

Kirstin Knufmann leitet einen Rohkostversand „PureRaw“. Ihre zehnmonatige Tochter steht auf Baobab. Sie lutscht eifrig an den Fruchtfleischbrocken der ganzen Frucht und kann davon gar nicht genug bekommen. Die Mutter schreibt: „Meine Tochter findet Baobab grandios und isst es fast täglich. Wir haben Baobabstückchen, welche sie zum Knabbern liebt.“

## Margarets Geschichte – von krankheitsgeplagt zu neuer Lebensfreude

Margaret ist 66 Jahre alt und war früher Lehrerin. Schon ihrem kleinen Sohn las sie aus Büchern über Baobab vor. Seit zwei Jahren nimmt sie das Minvita-Baobabfruchtpulver. Ihre Gesundheitsprobleme: Asthma, Typ II Diabetes, Unterfunktion der Schilddrüse, Ischiasschmerzen und Arthritis. „Ich bekam ein Medikament, Levothyroxin, für meine Schilddrüse, wovon ich aber keinerlei Verbesserung spürte. Nachdem ich nur vier Wochen regelmäßig Baobabfruchtpulver zu mir genommen hatte, spürte ich einen Energiegewinn und mein Allgemeinbefinden hatte sich verbessert. Ich glaube, dass Baobab den Unterschied machte. Ich bin auch sicher, dass ich es Baobab zu verdanken habe, dass ich mich von einem kleinen Schlaganfall vor zwei Monaten so schnell erholt habe. Baobab gehört für mich zu meiner Ernährung. Ich rühre das Pulver in mein morgendliches Müsli mit etwas Sojamilch und einer halben Banane. Sogar, wenn Baobab nicht so gesund wäre, würde ich es nehmen, weil ich den Geschmack so sehr mag.“

## Martins Geschichte – wie er wieder zu seiner alten Stärke zurückfand

Martin hatte eine lebensbedrohliche Hirnblutung überlebt. „Ich konnte kräftemäßig vieles nicht mehr machen, was ich früher konnte und was ich gern gemacht habe. Ich verbrachte zwei Wochen im Krankenhaus, war über Monate krankgeschrieben und konnte auch meine Hobbies nicht mehr ausüben. Ein Jahr nach der Hirnblutung begann ich, Minvita-Baobabfruchtpulver zu mir zu nehmen, in mein Getränk, das ich beim Radfahren mitnahm. Ich fuhr spontan 35 Meilen, mehr als ich jemals zuvor geradelt war. Ich fühle mich jetzt, mit 45, fitter als ich mich jemals gefühlt habe."

## Micks Geschichte – Baobab half mir, dass mein Haarwuchs wieder einsetzte

Mick, 71, aus Northamptonshire begann Baobab zu nehmen, nachdem er sich nach dem Tod seiner Frau Val einer radikalen Umstellung seiner Lebensführung unterzogen hatte. Er erwartete angesichts der hohen Konzentration von Vitaminen und Mineralien in dieser Superfrucht, seine Gesundheit ganz allgemein zu verbessern. Er hatte aber nicht erwartet, dass sein spärlicher Haarwuchs dichtem Haar weichen würde, nur Wochen, nachdem er angefangen hatte, Minvita-Baobabfruchtpulver zu nehmen. „Zuerst dachte ich, ich würde mir etwas vormachen. Aber wenn ich jetzt meinen Haaransatz mit dem vor zwei Monaten vergleiche, erkenne ich: Das ist kein Irrtum. Ich habe keine Ahnung, warum Baobab so wirkt. Vielleicht enthält Baobab genau die Mineralien und Vitamine, die mir fehlten, und die meinen Haarausfall verursacht hatten. Wie auch immer, ich bin sehr glücklich damit, was Baobab für meine Gesundheit tut, und auch für meine Haare."

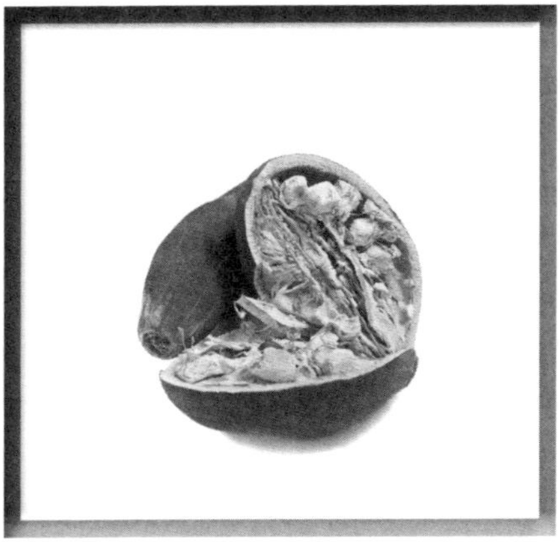

# Baobab für besondere Zielgruppen von A bis Z

## Frauen

Frauen leiden oft unter Doppel- und Dreifachbelastung. Antioxidanzien in Baobab schützen vor der Überforderung durch Stress. Die Mineralien Magnesium, Kalzium und Selen stärken die Nerven. Während Schwangerschaft und Stillzeit ist der Nährstoffbedarf extrem hoch. So steigen der Eisen- und der Vitamin-B-Bedarf, der Bedarf an Vitamin A ist in der Schwangerschaft um 50 Prozent erhöht. Auch um 50 Prozent steigt der Bedarf an Zink und Kalzium. In der zweiten Schwangerschaftshälfte verdoppelt sich der Bedarf an hochwertigen Proteinen. In der Stillzeit ist der Nährstoffbedarf einer Frau höher als in jedem anderen Lebensabschnitt. Der Bedarf an Vitaminen und Mineralstoffen ist jetzt um 50 bis 100 Prozent höher als vor der Schwangerschaft. Hier helfen Superlebensmittel wie Baobab, Chia und Moringa.

Viele Frauen leiden unter Menstruationsbeschwerden. Hier ist Baobab ein Geschenk des Himmels, weil es viel Eisen für gesundes Blut enthält, auch viel Vitamin C, welches die Eisenaufnahme verbessert. Kalium in Baobab entspannt die Muskeln. Auch die Aminosäuren in Baobab fördern die Blutbildung. Die Phytohormone im Baobabeiweiß sind ebenfalls gut für Frauen, sie gleichen den Hormonhaushalt während und nach den Wechseljahren aus, und dasselbe gilt für die Isoflavone mit östrogenartiger Wirkung.

Der Antioxidanziencocktail in Baobab hält nicht nur äußerlich sondern auch innerlich jung, stärkt das Immunsystem und verlangsamt Alterungsprozesse, z.B. das Entstehen von Alters- oder Pigmentflecken. Das Kalzium in Baobab ist wichtig für gesunde Knochen, Zähne und Haare. In pflanzlicher Form wird es besonders gut aufgenommen. Das Vitamin E in Baobab polstert die Haut von innen – und außen – auf und macht sie elastisch, indem es die Kollagenbildung fördert. Das Kalium sowie die weiteren Mineralstoffe sorgen für das Säure-Basen-Gleichgewicht und ein fittes Immunsystem.

## Kinder

Im Vergleich mit Erwachsenen haben Kinder einen höheren Stoffwechsel und daher auch einen erhöhten Nährstoffbedarf. In Afrika bekommen Säuglinge, die abgestillt werden, Wasser mit Baobabfruchtpulver. Kinder leiden heute unter Stress durchs Lernen, Prüfungen, die Herausforderungen der Pubertät und die Hektik des Alltags. Computerspiele und Aktivitäten in sozialen Netzwerken führen zur Ausschüttung von Stresshormonen im Körper, dazu fehlt oft der Bewegungsausgleich. Chronischer Stress gilt als Vitalstoffräuber. Gleichzeitig ist der Vitalstoffgehalt von Obst und Gemüse im Sinkflug begriffen. Es gibt bereits Kinder, die unter Burnout oder Erschöpfungsdepressionen leiden. Baobabfruchtfleisch steckt voller Vitalstoffe und schmeckt schon kleinen Kindern – ich kenne ein zehnmonatiges Kind, das „wild" auf Baobab ist. In der Pubertät stehen Jugendliche meist nicht mehr auf gesunde Ernährung und versuchen, sich von den Eltern abzugrenzen. Baobab lässt sich elegant in alle Speisen integrieren, ob süß ob salzig. Die Zelle muss gut ernährt sein, damit Kinder und Jugendliche den Herausforderungen ihres Alltags etwas entgegensetzen können. Meine Kinder sind mit Superlebensmitteln groß geworden, ernähren sich vegetarisch und nehmen zurzeit Moringa, Baobab und Chia zur Optimierung ihrer Ernährung.

## Männer

Warum profitieren Männer besonders von Superfoods wie Baobab, Moringa oder Chia? Weil Männer oft nicht so gesund leben wie Frauen. Sie essen im Durchschnitt viel weniger Obst und Gemüse, trinken mehr Alkohol und nehmen öfters Drogen, rauchen mehr und gehen weniger oft zu Vorsorgeuntersuchungen. Männer haben eine um fünf Jahre geringere Lebenserwartung und die „Deutsch-Österreichische Klosterstudie" fand heraus, dass dies keine Frage der Gene ist, es keine biologischen Ursachen gibt. Von Kindesbeinen an lernen Jungen, dass Gesundheit mit Weiblichkeit zu tun hat, nämlich mit ihrer Mutter. Väter halten sich bei diesem Thema meistens heraus. Chronische Erkrankungen verletzen oft das Verständnis vom Starksein. In unserer Kultur sollte Schwächezeigen zum Mannsein gehören dürfen.

Weil Männer sich beim Essen oft für die ungesundere Variante entscheiden, macht eine nährstoffreiche Pflanze wie Baobab einen so großen Unterschied. Antioxidanzien wie Polyphenole stärken das Herz, senken den Blutdruck, fegen die Arterien frei und schützen so vor Herzinfarkt und Schlaganfall. Sie helfen auch als Burn-out-Prophylaxe und zur Vorbeugung von Erschöpfungsdepressionen. Nerven, Gehirn, Gedächtnis und Psyche profitieren von den B-Vitaminen, aber auch den Anti-Stress-Mineralien wie Magnesium und Zink oder den Spurenelementen wie Kupfer. Durch die Aminosäuren, aus denen das Wohlfühlhormon Serotonin gebaut werden kann, steigt die Stimmung und Ängste verfliegen. Baobab entgiftet Genussgifte und entschlackt den Organismus. Mit Superfoods wie Baobab kann sich der Akku von Männern, die sich leicht überfordern, wieder aufladen. Außerdem ist Baobab gut für Libido und Potenz. Wer als Mann das beste Öl für sein Auto wählt, sollte sich auch den besten Treibstoff für sich selbst gönnen – für mehr Power, Ausdauer und Langlebigkeit.

## Senioren

Alt werden ist wunderschön, alt sein weniger. Mit Baobab können wir uns mit den notwendigen Vitalstoffen versorgen. Senioren brauchen mehr Vitalstoffe als jüngere Menschen, weil ihre Enzymaktivität sich verlangsamt und die Aufnahme von Nährstoffen durch den Darm abnimmt. Das Immunsystem muss mit reichlich Antioxidanzien gefüttert werden, damit es schadhafte Zellen aus dem Verkehr zieht, und, weil es sich mit Krankheiten, Beschwerden und Alterungsprozessen beschäftigen muss. Professor Dr. Heinz Liesen, Präventivmediziner, schlägt Alarm: „Wir müssen davon ausgehen, dass mehr als zwei Drittel aller Deutschen ab 50 Jahren zunehmend an subklinischen Mangelzuständen leiden. Es mangelt an Vitaminen, Spurenelementen, Mineralien wie Magnesium, Zink, Selen, Vitamin E." Ich empfehle neben Baobab auch Moringa als Chlorophyllquelle für Zellatmung und natürliches Antibiotikum, und Chia als wertvolle Quelle von Omega-3-Fettsäuren, welche Entzündungen und Krebserkrankungen bekämpfen.

Alleinlebende haben oft keine Lust, sich gesundes Essen frisch zu kochen. Speisen mit zu vielen leeren Kalorien versorgen aber die Höchstleistungsmaschine Gehirn nicht mit dem richtigen „Kraftstoff". Wenn unser Gehirn im Alter fit bleiben soll, müssen wir die Nervenzellen mit Antioxidanzien vor Oxidation schützen.

Für Muskelaufbau braucht es die richtigen Aminosäuren, die wir in Baobab finden. Viele Senioren haben durch die Verringerung des Grundumsatzes Probleme mit Übergewicht. Hier ist Baobab ideal. Baobab hilft auch, Altersdiabetes vorzubeugen und Herz-Kreislauf-Erkrankungen. Außerdem hält es die Verdauung in Schwung. Mehr als 60 Prozent der Frauen über 60 haben damit Probleme.

Baobab enthält jede Menge Carotinoide wie Betacarotin, wichtig für eine gute Sehkraft auch im hohen Alter. Die Antioxidanzien schützen das Auge vor den Attacken freier Radikaler. Damit verringert sich das Risiko für Grauen Star und Altersbedingte Makulardegeneration (AMD), unter der schon mehr als zwei Millionen Deutsche leiden. Wer im Alter wach, agil und leistungsstark sein will, sollte seine Ernährung mit Baobab ergänzen. Als Schutz vor Alterungserscheinungen von Körper und Gehirn, für die Unterstützung des Immunsystems, für eine gute Durchblutung sowie für den Erhalt der Knochengesundheit sind die Vitalstoffe in Baobab ideal.

## Sportlich Aktive

Baobab gilt bereits als Geheimtipp unter Leistungssportlern. Der vierfache französische Kletter-Meister Yoann Le Couster nimmt Baobab, und auch die Triathlon-Sportlerin mit Sieg in Valencia 2012 Elodie Lengellé, Mitglied im französischen Olympiateam, verbessert damit ihre Ausdauer für Ironman und Wüsten-Marathons. Aber auch Freizeitsportler können davon profitieren. Durch den Anstieg der Körpertemperatur kommt es in der Phase der Energieproduktion zur erhöhten Produktion freier Radikaler. Die Laktat-Oxidation im Muskel führt zur Umwandlung von Sauerstoff in ein Peroxidanion, das zu den schädlichsten freien Radikale gehört. Berufs- und Freizeitsportler sollten daher den Status der freien Radikale überwachen, zum Beispiel mit dem d-ROMs-Test beim Sportarzt, um Schäden durch oxidativen Stress vermeiden zu können.

Die Gegenspieler, Antioxidanzien, sind reichlich in Baobabfruchtfleisch und Baobabblättern zu finden. Mit seinem hohen ORAC-Wert von 24.300 kann Baobab die freien Radikale neutralisieren. Studien konnten zeigen, dass die vorbeugende Gabe von Antioxidanzien vor Trainingseinheiten bei Sportlern wie Langstreckenläufern und Radrennfahrern zu einer drastischen Verminderung der Entstehung von freien Radikalen führte. Antioxidanzien wirken auch Entzündungen entgegen.

Durch die hohe Konzentration von Eisen und Vitamin C wird die Blutbildung angeregt, es entstehen neue Blutzellen, dadurch kann mehr Sauerstoff aufgenommen und verarbeitet werden. Mineralien in Baobab ersetzen die Elektrolyte, die durch den Schweiß ausgeschwemmt werden. Auch Vitamin C wird über den Schweiß ausgeschieden, und etwa zehn Prozent der Athleten leiden unter Eisenmangel. Körperliche Anstrengung verbraucht besonders viel Zink, Eisen, Magnesium und Selen. Die Aminosäuren in Baobab sorgen dafür, dass gesunde und leistungsstarke Muskelmasse aufgebaut wird. Sportler haben den doppelten Eiweißbedarf im Vergleich mit sportlich nicht Aktiven. Bei sportlicher Aktivität werden viele Aminosäuren wie Glutathion verbraucht, welche freie Radikale abbauen. Auch hier schafft Baobab ein Gegengewicht. In meinen Augen ist es nur eine Frage der Zeit, wann auf Marathonläufen und in Fitnessstudio-Bars Baobabshakes und -riegel angeboten werden. Wer bisher nicht genug Energie aufbrachte, sich sportlich zu betätigen, sollte seinen Vitalstoffhaushalt in Ordnung bringen durch Superfoods wie Baobab, Chia und Moringa und sich dann – wohl gerüstet – eine Sportart aussuchen, die ihm Spaß macht. Nur sich regen bringt Segen!

## Vegetarier und Veganer

Vegetarier und Veganer sind im Kommen. Bei der veganen Ernährung handelt es sich neben der Grüne-Smoothie-Bewegung um die weltweit am schnellsten wachsende Bewegung. Ich schreibe dieses Buch Mitte 2015, und es wird geschätzt, dass es in Deutschland mittlerweile acht Millionen Vegetarier gibt, wovon 10 Prozent – das sind 800.000 – sich für die tierproduktfreie Variante „vegan" entschieden haben. Die Zahlen wurden vom Institut für Demoskopie Allensbach ermittelt. Die größte Gruppe von Vegetariern wird in der Gruppe der 18- bis 24-jährigen Frauen ermittelt: 16 Prozent leben ohne Fleisch- und Fischverzehr. Bei einigen Nährstoffen sieht es für Vegetarier und Veganer kritisch aus. Sie sollten auf hochwertiges Eiweiß achten, Vitamin B2, Eisen und Vitamin D.

Alle diese Stoffe sind in Baobab enthalten. Veganern empfehle ich zusätzlich Moringa wegen des Chlorophylls, des Zeatins und des Vitamins B12, und Chia wegen der Omega-3-Fettsäuren, die bei einer Ernährung mit vielen Nüssen im Gegensatz zu Omega-6-Fettsäuren oft zu kurz kommen. Eine klug ausgewählte vegetarische oder vegane Ernährung schützt nicht nur den Körper vor

Bluthochdruck und senkt das Risiko für Schlaganfall und Herzinfarkt, sondern schützt in meinen Augen auch die Ressourcen unseres Planeten wie Sauerstoff, Energie, landwirtschaftlich nutzbare Flächen und Wasser.

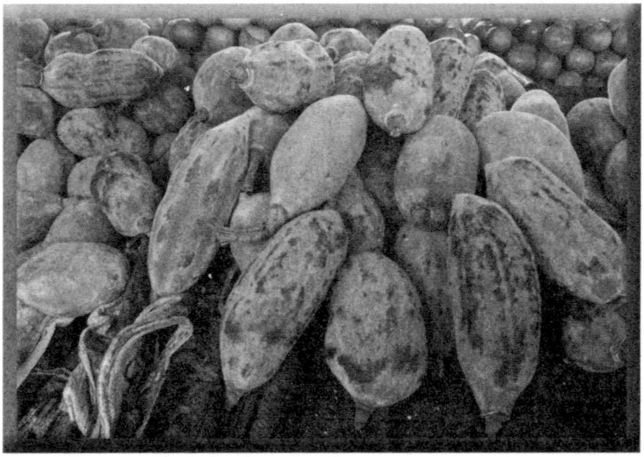

# Rezepte mit Baobab

Im Gegensatz zu anderen Superlebensmitteln – beispielsweise Moringa oder Afa-Algen – schmeckt Baobabfruchtpulver richtig lecker: exotisch, frisch und mild süß-säuerlich. Daher macht es mir eine besondere Freude, Rezepte mit Affenbrot vorzustellen. Selten schmeckte Gesundheit so gut. Baobabpresslinge oder -kapseln nehme ich nur für unterwegs, wenn ich auf Reisen bin, dafür sind sie praktisch.

„Wie viel Baobabfruchtpulver soll man denn täglich essen?", höre ich schon einige meiner Leser fragen. Baobab ist ein Lebensmittel, kein Medikament. Daher gibt es keine Dosierungsempfehlung, aber auch keine Überdosierung. Sie können einfach intuitiv verfahren. Ein Teelöffel sind etwa 2 Gramm. Um eine spürbare Wirkung zu erzielen, wären vielleicht ein bis zwei Teelöffel als Mindestmenge eine gute Idee. Sie können aber auch täglich einen Esslöffel und mehr zu sich nehmen. Wenn der Stuhl zu locker wird, sollten Sie die Menge Baobabfruchtpulver reduzieren.

Die Powerfrucht kann Essen nicht nur gesundheitlich, sondern auch kulinarisch aufwerten und ihm ganz besondere Gourmetqualität schenken. Für mich ist es eine Frage der Zeit, wann Sterneköche Baobab als exotisches I-Tüpfelchen für raffinierte Gerichte entdecken. Das für mich Erstaunliche: Baobab schmeckt nicht nur gut in süßlichen oder säuerlichen Speisen, sondern auch in deftigen. Das hat mich überrascht. Der Zusatz von Baobabfruchtpulver gibt dem Essen eine überraschende exotische Note. Man hat das Gefühl, sich die Sonne Afrikas auf den Teller zu holen. Außer Salz (Himalaya-, Bambus- oder Meersalz) und Pfeffer habe ich keine weiteren Gewürze verwendet. Ich finde, sonst kommt der köstliche, unaufdringliche und subtile Geschmack des Baobabfruchtpulvers nicht so richtig zur Geltung. Beim Salz finde ich am geschmacklich befriedigendsten Bambussalz, was es großkörnig für warme Speisen und feinkörnig zum Beispiel für Salate gibt.

Das Öl, das vom Geschmack her am besten zu Baobab passt, ist in meinen Augen „Happy Perilla Special" mit dem idealen Fettsäureverhältnis 3-6-9 von „Amanprana“. Warum? Durch den Zusatz von 0,5 Prozent Öl von Orangen-, Zitronen- und Limettenschalen hat dieses Öl schon eine exotisch-fruchtige Note. Außerdem ist es nicht raffiniert und natürlich bio. Ich verwende es für Salate und Eintöpfe. Damit ich es nicht mitkoche, nehme ich den Topf vom Herd, wenn das Essen gar ist, und rühre ein bis zwei Esslöffel dieses Gourmetspeiseöls unter. Geschmacklich sehr gut zu Baobab passt in meinen Augen auch Kokos. Also nicht raffiniertes Kokosöl, Kokosflocken, Kokosblütenzucker, Kokosmehl. Als Tandem bringen Baobab und die Kokosnuss Gesundheit und Exotik „hoch zwei“ auf den Teller.

Mitkochen des Baobabfruchtpulvers ist keine so gute Idee. Zwar sind bestimmt Stoffe wie Polyphenole dann besser verfügbar, aber andere Inhaltsstoffe wie etwa Eiweiß werden verändert und bestimmte Vitamine sind nicht mehr wirksam. Baobabfruchtpulver sowie getrocknete und gemahlene Blätter, *Lalo,* werden in Afrika oft zum Andicken von Speisen verwendet. Das ist sicherlich gesund, gesünder als Mais- oder Kartoffelstärke. Allerdings ist das Baobabfruchtpulver zwar preiswert im Sinne von „seinen Preis wert sein“, aber doch nicht so günstig wie andere Verdickungsmittel. Bei allen Zutaten achte ich auf das Biosiegel.

Für Salate nehme ich meist mildes Hanföl aus erster Pressung mit dem perfekten Fettsäureprofil 3 zu 6 zu 9 und natürlich bio. Baobaböl wird wohl vorläufig keine Zulassung als Lebensmittel bekommen. Wenn dieses Buch herauskommt, ist Chiaöl vielleicht schon preiswert zu haben. Die Firma Sachia bemüht sich um die EU-Zulassung. Chiaöl ist sehr gesund aufgrund der Omega-3-Fettsäuren, chemisch stabil durch seine Antioxidanzien und schmeckt lecker süßlich.

Schon jetzt gibt es Baobabblattpulver. Wenn es auf dem deutschen Markt auch getrocknete Baobabblätter geben sollte – sie werden vorsichtig geerntet und wachsen nach bzw. Bäumchen werden extra für die Blatternte angepflanzt – kann ich empfehlen, sie über Eintöpfe oder Suppen zu streuen und nicht mit zu kochen, ähnlich wie Moringablätter, die man auch nach dem Kochprozess über Speisen streut.

Was machen Sie mit einer **frischen Frucht**, die es mittlerweile schon im Versandhandel[7] gibt? Dort wird sie als „Dekoration“ angeboten. Die Schale ist hart wie von einer Kokosnuss. Im Internet stehen als Öffnungstipps: „Handsäge, Stichsäge, Stemmeisen, Beißzange“. Ein scharfes Messer hat es bei mir nicht gebracht, aber eine Handsäge. Damit habe ich die Frucht längs und mittig zersägt. Schon beim Sägen rieselte weißrosa Pulver heraus: Genauso sieht das Baobabfruchtpulver aus, das man kaufen kann. Drinnen dann Fruchtpulverbrocken, die sich wie Stücke von Tafelkreide anfühlen, und darin kleine dunkelbraune, herzförmige Samen. Das leckere Fruchtpulver kann man ablutschen und die Samen zum Keimen zu bringen, wie ich es im Kapitel „Baobabanbau zum Eigenanbau“ beschrieben habe (s. S. 50). Oder man röstet die Samen und verarbeitet sie zu einem leckeren Kaffee-Ersatz (Rezept unter „Getränke“, s. S. 185).

Da in einer Frucht mindestens 50 Kerne zu finden sind, kann man sich äußerst beliebt bei Freunden machen, die auf die Anzucht exotischer Pflanzen stehen, und ihnen welche schenken. Und dazu vielleicht gleich dieses Buch? Dank Baobabkonsum werden wir ja sicherlich alle hundert Jahre und älter und da stört es nicht, wenn es vielleicht zehn und mehr Jahre dauert, bis unser Baobabbaum Früchte trägt! Vielleicht gehört Deutschland aufgrund der Klimaerwärmung bis dahin zu den frostfreien Zonen und wir können den Baum dann nach draußen pflanzen. Sonst geht es uns wie dem kleinen Prinzen: Der „Planet“ unserer Wohnung könnte zu klein werden für die Dimensionen eines ausgewachsenen Baobabs und von ihm gesprengt werden. Deshalb wünschte sich der kleine Prinz ein Schaf: damit es die Affenbrotschösslinge abweidet.

# Rezeptübersicht

# Detox-Gerichte

Es geht nicht immer nur um die richtige Nährstoffaufnahme, sondern auch darum, ab und zu – dafür eignet sich besonders das Frühjahr – zu entschlacken und sanft zu entgiften. Jedes grüne essbare Blatt hat Detoxwirkung und aktiviert die natürliche Entgiftung. Wildkräuter entschlacken besonders effektiv. Baobab entgiftet durch seine Fruchtsäuren, Ballaststoffe und Antioxidanzien.

## Ananassmoothie

*1 Banane · ½ Liter Ananassaft (frisch oder aus der Flasche) · 1 kleiner Joghurt (auch Sojaghurt) · 1 TL Baobabfruchtpulver · Vanilleextrakt*

Alles im Mixer oder mit dem Zauberstab homogenisieren.

## Antioxidanziensmoothie

*2 Tassen Hafer- oder Reismilch · ½ TL Matchateepulver · ½ TL Baobabfruchtpulver · ½ TL Gerstengrassaftpulver · ½ TL Moringapulver*

Alles im Mixer homogenisieren. Dieser Shake ist ein Füllhorn an Antioxidanzien und ein wunderbarer basischer Kaffee-Ersatz, der Klarheit schenkt.

## Bärlauchsalat

*1 Salatgurke · 1 Knolle Rote Beete · Bärlauchpesto (vegan) · ca. 1 EL Olivenöl · 1 TL Baobabfruchtpulver*

Aus Olivenöl, Baobabfruchtpulver und Pesto ein Salatdressing rühren. Rote Beete raspeln, Gurke in Scheiben schneiden. Alles vermengen.

## Basische Wildkräutersuppe

*Wildkräuter wie Löwenzahn, Melde, Taubnesseln, Brennnesseln, Sauerampfer oder Giersch · 1 Lorbeerblatt · 1 Knolle Fenchel · 1 Zwiebel · 1 Stange Lauch · 1 Stück Ingwer · 1 EL Miso · Shoyu nach Geschmack · 1 EL Kokosöl · 1 EL Baobabfruchtpulver · Pfeffer*

Einen Liter Wasser zum Kochen bringen. Die grob geschnittene Zwiebel und den zerkleinerten Lauch dazu und cinc Weile köcheln lassen. Dann das in Stücke geschnittene Fenchelgemüse und die gesammelten Kräuter dazugeben. Das Gemüse sollte noch Biss haben. Topf vom Herd nehmen. Nun mit Shoyu und Miso würzen und einen Esslöffel Kokosöl dazu. Baobabfruchtpulver unterrühren und mit Pfeffer abschmecken.

### Detox-Snack

*1 Salatgurke · ½ Zitrone · 1 Grapefruit · 1 TL Baobabfruchtpulver*

Die Gurke in Scheiben schneiden. Auf jede Scheibe einen Tropfen Zitronensaft, eine Messerspitze Baobabfruchtpulver und eine Scheibe Grapefruit geben.

### Karottensmoothie

*1 Knolle Rote Beete · 1 großes Stück Ingwer · 1 Strauß Koriander oder Petersilie · 1 TL Baobabfruchtpulver · 2 Möhren*

Alles in den Powermixer geben.

### Sommersmoothie

*Wildkräuter nach Wahl · Rote Beeren (Erdbeeren, rote Johannisbeeren, Himbeeren) · 1 Banane · 2 EL Baobabfruchtpulver · Stilles Wasser*

Alles in den Powermixer geben. Wer es sättigender haben möchte, kann das Fleisch einer reifen Avocado hinzufügen.

### Süßkartoffelsalat

*1 Boskopapfel · 1 kleine geschälte Süßkartoffel (roh) · 1 Karotte · 1 kleine Knolle Rote Beete · 1 Handvoll Erdbeeren · 1 TL Baobabfruchtpulver · 1 Prise Zimt · 2 geschälte Walnüsse*

Karotte, Apfel, Rote Beete und Süßkartoffel raspeln. Mit Zitronensaft, Baobabfruchtpulver, und Zimt abschmecken. Wer es süßer mag, kann einen Esslöffel Rosinen dazu geben. Mit Walnüssen und Erdbeeren garnieren.

### Wintersmoothie

*1 Paket Feldsalat · 1 Orange · 1 Prise Zimt · 1 TL Baobabfruchtpulver · 1 TL Kokosblütenzucker · 1 kleines Stück Ingwer · ½ TL Moringapulver · Stilles Wasser*

Im Mixer homogenisieren. Dieser Smoothie kann ein Mittag- oder Abendessen ersetzen.

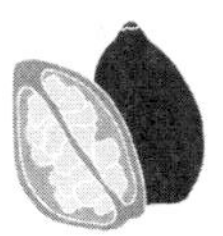


# Snacks

## Sandwichtraum

Als Kind war für mich Bananenbrot das Größte: einfach Vollkorn-Roggenscheiben buttern und eine Banane darauf plattquetschen. Für diese Variante braucht man:

*2 Scheiben Vollkorn-Roggen- oder Dinkelbrot · Fleisch von ½ Avocado · 3 Datteln (am Leckersten: Medjool) · 1 TL Chiamehl · 1 TL Baobabfruchtpulver*

Brotscheiben toasten. Mit Avocado bestreichen. Auf einer Scheibe Baobabfruchtpulver und Chiamehl verteilen und mit Dattelhälften belegen. Andere Scheibe draufklappen und andrücken. Beim Essen gut zusammen halten. Statt Brot kann man auch Westfälischen Pumpernickel nehmen, der leicht süßlich schmeckt. Bitte unbedingt toasten, sonst bröckelt er.

## Poweressen auf die Schnelle

*1 Tasse Sojagulasch · ½ Tüte Instant-Misosuppe · ½ Tüte Biokartoffelpürree · 1 TL Baobabfruchtpulver · 1 TL Moringapulver*

Sojagulasch in einer mittelgroßen Schüssel 10 Minuten mit Wasser bedecken. Wasser abgießen. Kartoffelpulver und Instant-Misosuppe einstreuen. Mit kochendem Wasser bedecken und mit dem Schneebesen gut verrühren. Zum Schluss Baobabfruchtpulver und Moringapulver unterrühren. Dieser schnelle Snack macht satt und steckt voller Antioxidanzien. Wer will, kann noch mit einem Schuss Olivenöl oder einem Esslöffel Hafersahne verfeinern.

BAOBAB

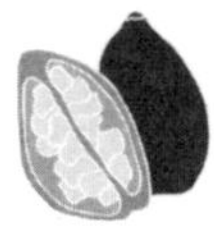

## Getränke

In Afrika wird Baobabfruchtpulver oft als Getränk konsumiert. Und zwar mit Wasser und Zucker. Zu viel Zucker ist ungesund und für Diabetiker schonmal gar nichts. Daher habe ich dieses Rezept variiert. Es war ein denkwürdiger Tag: der 9. Februar 2015. In Stuttgart streikte das Security-Personal. Von 9 bis 12 Uhr trank ich nichts, weil ich in einer endlosen Schlange stand, die sich über die vier Terminals erstreckte, und meine kleinen Fortschritte nicht durch einen Toilettengang gefährden wollte. Im Flugzeug: ein Tomatensaft. Als ich um 14 Uhr nach Hause kam, war ich ziemlich dehydriert. Da fiel mir Baoba ein, ein erfrischendes Getränk, voller Elektrolyte, das auch als Geheimtipp unter Sportlern und Leistungssportlern gilt. Hier meine Kreation:

### Baoba

*1 gehäufter TL Baobabfruchtpulver · 1 gehäufter TL Honig (alternativ: Kokosblütensirup) · ¼ Liter Wasser*

Honig in einen Becher tun. Mit etwas kochendem Wasser auflösen. Dann Baobabfruchtpulver und den Rest Wasser kalt dazugeben und umrühren. Gerade im Winter schmeckt das Getränk gut warm. Im Sommer tut man es einfach eine halbe Stunde vorm Trinken in den Kühlschrank. Alternativ geht es auch mit Sprudelwasser. Allerdings schäumt der Drink dann sehr, was mir persönlich gut gefällt.

## Baobabkaffee

*1 Baobabfrucht*

Überall in Afrika trinkt man koffeinfreien „Kaffee“ aus Baobabsamen. Warum nicht auch bei uns? Frucht mit einer kleinen Handsäge öffnen. Fruchtfleisch eine Stunde in Wasser einweichen, damit es sich von den Samen löst. Die Masse durch ein Haarsieb streichen, um die Samen zu bekommen. Die Flüssigkeit kann man zu Baobabsorbet weiter verarbeiten (s. S. 197). Die Samen im Ofen bei 200 °C etwa eine halbe Stunde rösten, bis sie dunkelbraun werden. Die gerösteten Samen in einer Kaffeemühle mahlen. Den Baobabkaffee wie normalen Filterkaffee verwenden. Da er milder ist als üblicher Kaffee, kann man ihn auch mit kaltem Wasser ansetzen, kochen lassen und dann erst filtern, dann schmeckt er intensiver. Wie Kaffee auf Wunsch zum Beispiel mit Kokosblütenzucker süßen oder mit (Hafer-)Sahne oder (Pflanzen-)Milch genießen.

## Moringa-Baobab-Tee

*1 EL Moringateeblätter · 1 EL Baobabfruchtpulver · 1 Liter heißes Wasser*

Moringateeblätter in einem Stoffteebeutel mit kochendem Wasser übergießen und zehn Minuten ziehen lassen, damit die Polyphenole ins Kochwasser gelangen können. Stehen lassen, bis der Tee nur noch warm ist. Dann das Baobabfruchtpulver mit einem Schneebesen einrühren. Im Sommer kann man das Getränk in den Kühlschrank stellen und kalt servieren. Mehr Polyphenole und weitere Antioxidanzien werden Sie kaum finden!

## Mowana Madila (aus Botswana)

*500 Milliliter Baobabfruchtfleisch einschließlich der Samen · 700 Milliliter frische Milch (alternativ: Nuss-, Soja-, Hafer- oder Reismilch) · Kokosblütenzucker oder Honig (optional)*

Fruchtfleisch in der Milch eine halbe Stunde ziehen lassen. Dann die Samen entfernen und aufheben für Baobabkaffee. Hat sich das gesamte Fruchtfleisch in der Milch aufgelöst, durch ein Sieb drücken, um den Rest der Kerne und Fasern zu entfernen. Nach Wunsch süßen. Madila schmeckt wie Kefir und ist so dick wie Flüssigsahne mit einem angenehm süß-säuerlichen Geschmack. Pur trinken oder in Müsli und Porridge geben.

### Orangentraum

*Ca. 6 Orangen · 1 EL Baobabfruchtpulver*

Dies ist mein abendlicher Erfrischungssaft geworden. Die Bioorangen auspressen. Das Baobabfruchtpulver einrühren. Der Saft ist ein Genuss. Wer es noch erfrischender will, presst zusätzlich eine halbe Zitrone hinein oder nimmt nur die Hälfte der Orangen und füllt mit Wasser auf. Wer es schneller haben möchte, kann Baobabfruchtpulver in ein großes Glas tun, gießt gekauften Apfel-, Orangen- oder Ananassaft hinein, rührt das Pulver um und füllt mit stillem Wasser auf.

### Statt heißer Zitrone

Ein Rezept für die Grippezeit. Statt heißer Zitrone einfach einen Teelöffel Baobabfruchtpulver mit kochendem Wasser aufgießen und möglichst heiß trinken oder die Mischung zehn Minuten auf dem Herd köcheln lassen. Durch das Erhitzen werden Polyphenole wie Quercetin und Kaffeesäure aktiviert und wirksam.

BAOBAB

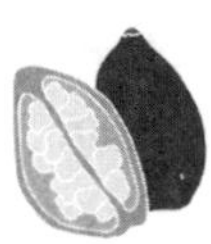

## Smoothies

Smoothies sind eine leckere Möglichkeit, sich viele Vitalstoffe, die vor allem auch in Grünem stecken, auf leckere Weise einzuverleiben. Für mich sind Smoothies „das Fast Food von Mutter Natur" und passen gut in unsere Zeit, in der auch die Essenszubereitung schnell gehen soll. Allerdings sind Smoothies ein flüssiges Lebensmittel und sollten nicht hinuntergekippt, sondern langsam getrunken und gut eingespeichelt werden. Meine Devise ist: Festes verflüssigen, Flüssiges kauen.

Der Mixer sollte groß und stark genug sein, um problemlos auch Tiefgefrorenes und Wildkräuter verarbeiten zu können. Ich habe einen Vitamix, auch vom Thermomix höre ich nur Gutes. Für den Anfang reicht aber auch ein normaler Mixer. Für unterwegs nehme ich einen Zauberstab mit und einen entsprechenden Behälter zum Verarbeiten.

## Der grüne Traum

Von diesem Smoothie stelle ich immer gleich zwei Liter her. Warum? Ich kann ihn in der Thermosflasche stundenlang frisch halten. Alle Besucher bekommen von mir einen Grünen Smoothie angeboten und ich nehme auch welchen mit für meine Hamburger Seminarteilnehmer. Einen halben Liter tue ich in den Kühlschrank für den nächsten Morgen. Dann habe ich ein gesundes und schmackhaftes erstes Frühstück, was mich gleich ins Säure-Basen-Gleichgewicht bringt. Zum Sport und Training nehme ich immer Grüne Smoothies in Halb-Liter-Thermosflaschen mit, aus denen man bequem trinken kann.

In der Vegetationszeit pflücke ich für den Grünteil beim Joggen Wildkräuter. Im Winter nehme ich Feldsalat, Babyspinat oder Grünkohl, den ich noch im Garten habe. Feldsalat und Grünkohl sind vitalstoffreiche und ursprüngliche Gemüsesorten, was sich daran zeigt, dass sie auch Frost vertragen können. Die Universität Osnabrück und die Demeter-Gärtnerei Sannmann in Hamburg entwickeln gerade eine lieblichere Grünkohlsorte für Grüne Smoothies. Als Alternativen bieten sich für den Grünteil an: eine Salatgurke, ein halber Kopf Eisbergsalat, Schwarzkohl (Federkohl), Wirsing, Pak Choi oder ein Kopfsalat. Geeignet sind auch die Blätter von Kohlrabi, Roter Beete oder Karotten.

*2 Bananen · 1 Birne · 1 EL Baobabfruchtpulver · 1 Avocado · ca. 8 frische Datteln · Wildkräuter · 1 Paket Feldsalat, Babyspinat oder Grünkohlblätter ohne Strunk (weitere Alternativen s. o.)*

Alles im Mixer oder mit einem Zauberstab mit etwa einem Liter Wasser homogenisieren und in Thermosflaschen füllen. Der Smoothie hält sich im Kühlschrank etwa 12 Stunden lang.

## Heidelbeer-Bananen-Smoothie

*½ Paket gefrorene (oder frische) Heidelbeeren · 1 große Banane · 1 großes Glas Hafer- oder Reismilch · 1 Tasse Apfelsaft · 1 Tasse Seidentofu · 2 TL Baobabfruchtpulver*

Alle Zutaten in einem Mixer homogenisieren. Im Kühlschrank hält sich dieser Smoothie 24 Stunden.

## Gurken-Maulbeer-Smoothie

*1 Salatgurke · 2 Tassen weiße Maulbeeren · 2 Bananen · 1 Birne · 1 Avocado · 4 Datteln · 1 Bund Petersilie · 1 EL Baobabfruchtpulver*

Von der Petersilie die Stiele entfernen. Alle Zutaten im Mixer mit ca. einem Liter Wasser homogenisieren.

## Mangosmoothie

*1 Mango · 1 Banane · 2 EL Aprikosenmarmelade ohne Zucker · 2 TL Baobabfruchtpulver · ½ Liter Wasser*

Alles im Mixer verflüssigen.

## Frucht-Lubrikator

„Lubrikatoren" sind eiweißhaltige Powerdrinks, die eine komplette Mahlzeit ersetzen. Erfunden wurden sie von Christian Opitz. Als Eiweißpulver eignet sich zum Beispiel Süßlupinenpulver oder auch Hanfsamenpulver.

*125 Milliliter Wasser oder Saft · 2 EL geschälte Hanfsamen · 2 EL Hanfsamenpulver · 3 EL Biokokosmus · 1 TL Zimt · 1 Birne · Fruchtfleisch von ½ Mango · 3 Aprikosen (frisch oder getrocknet) · 1 EL Baobabfruchtpulver*

Alle Zutaten in einem Mixer homogenisieren. Wer es noch etwas süßer und sämiger mag, kann eine Banane dazugeben.

BAOBAB

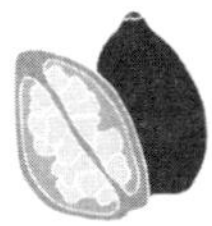

# Frühstücksideen

## Müsli

*1 EL Baobabfruchtpulver · 2 EL über Nacht eingeweichte Rosinen mit Einweichwasser · 1 EL Basisches Müsli von Peter Jentschura oder Haferflocken · 1 EL Chiasamen oder Chiamehl · 1 Prise Zimt · etwa 3 geschälte Walnüsse (in Stücken) · evtl. etwas Wasser dazugeben*

Alles verrühren und 10 Minuten ziehen lassen, damit Chia quellen kann. Wer sich an der grünen Farbe nicht stört, kann auch einen Teelöffel Moringapulver untermischen. Dann mit einem Esslöffel zuckerfreier Marmelade oder Kokosblütenzucker geschmacklich verfeinern. Statt Basisches Müsli kann man sich auch mit der Flockenquetsche selbst Haferflocken herstellen. Wenn es im Winter sehr kalt ist, tue ich noch einen Schuss kochendes Wasser ins Müsli sowie einen Esslöffel Hafersahne. Lecker und gesund sind auch eiweißreiches Hanfpulver („Pure Raw") im Müsli oder Chufaflocken (Erdmandelflocken).

## Nachtflocken

*40 Gramm Haferflocken · 80 Milliliter Haselnussmilch · 50 Gramm Sojaquark · 50 Gramm Apfelmark · 10 Gramm Walnüsse · 1 TL Baobabfruchtpulver*

In einem kleinen Einmachglas Haferflocken mit Nussmilch übergießen, mit Quark und Apfelmark bedecken. Glas zuschrauben und über Nacht in den Kühlschrank stellen. Am Morgen die Walnüsse grob hacken und über die Haferflocken geben und das Ganze mit Baobabfruchtpulver bepudern. Aus dem Glas löffeln.

### Warmes Porrigde

Gehören Sie zu denen, die morgens oft keinen richtigen Appetit haben? Dann klappt es vielleicht mit einem warmen Frühstücksbrei, der im Magen schon mit „Betriebstemperatur" landet. Morgens ist die Verdauungskraft, im Ayurveda heißt sie „Agni", bei den meisten noch etwas träge. Daher sollte die erste Mahlzeit besonders im Winter warm und leicht verdaulich sein. Morgens ist unser Urin „sauer", weil wir nachts entgiften. Um wieder ins Säure-Basen-Gleichgewicht zu kommen, sollten wir zu basenbildende Zutaten wie Buchweizen, Hirse, Obst und Erdmandeln greifen. Für Veganer und Vegetarier sind eisenhaltige Produkte ideal wie Chiasamen, Baobab, Amaranth oder Hirse.

„Haferbrei" klingt nicht so prickelnd. „Porridge" hat da schon einen anderen Klang. Der warme Haferbrei, den mein Opa bis zu seinem 105. Lebensjahr täglich aß, feiert ein verdientes Comeback. Hafer schenkt Energie, ist wandelbar und schmeckt lecker: Porridge mit Beeren und Pistazien, mit Banane und Mandelmus oder mit Hafermilch, Äpfeln und Zimt. Mit der Getreidequetsche kann man sich aromatische Haferflocken ruckzuck selbst herstellen. Hafer enthält Eiweiß, komplexe Kohlenhydrate, Vitamine, Mineralstoffe und Ballaststoffe und ist laut DGE das ideale Frühstück. Im Mittelalter feierte Hafer seine Blütezeit. Hafer war das Haupt- und Grundnahrungsmittel in Europa nördlich der Alpen. Ende des 19. Jahrhundert biss auch das europäische Bürgertum an, als der Schweizer Arzt Bircher-Brenner seine „Apfeldiätspeise" entwickelte, heute unter der Bezeichnung „Birchermüsli" in allen Bioläden und Hotels erhältlich.

In den USA sind *oats* beliebt, ein Hafer-Milch-Gemisch, das über Nacht im Kühlschrank gelagert wird. Statt Kuhmilch kann man auch Soja-, Mandel-, Reis- oder Haselnussmilch nehmen. Am nächsten Morgen werden die aufgequollenen Flocken beliebig mit Früchten, Samen und Nüssen verfeinert. Diese „Overnight Oats“ oder „Nachtflocken“ (Rezepte im gleichnamigen Blog von Jens und Jutta Fischer) sind perfekt für Menschen, die morgens wenig Zeit für die Zubereitung eines Frühstücks haben. Mit Chia, Moringa- und Baobabfruchtpulver verfeinert hat man eine Superfoods-Mahlzeit erster Güte, der ideale Start für den Tag. Im Winter gebe ich einen Schuss heißes Wasser dazu, damit das Gericht angenehm warm wird, aber immer noch Rohkostqualität hat.

### Blaubeerporridge

*100 Gramm Haferflocken · 500 Milliliter Wasser · 1 Handvoll Blaubeeren (frisch oder TK) · 1 Handvoll weiße getrocknete Maulbeeren oder Rosinen · 1 Prise Salz · 1 EL Baobabfruchtpulver*

Haferflocken in einer Pfanne leicht anrösten, bis es nussig duftet. Wasser dazu gießen und auf kleinster Flamme etwa 10 Minuten köcheln lassen. Nicht vergessen, dabei unentwegt zu rühren, damit der Porridge schön cremig wird. Dann Salz und Baobabfruchtpulver unterrühren und abgedeckt 5 Minuten quellen lassen. Vor dem Anrichten noch einmal umrühren und mit Blau- und Maulbeeren garnieren.

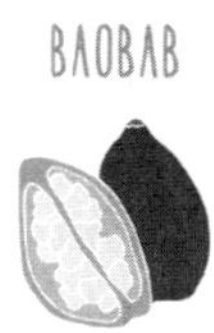


## Salate

Ich ersetze in Salaten Essig oder Zitronensaft mit Baobabfruchtpulver. Das ist viel gesünder, magenfreundlicher und schmeckt besser.

## Chicoréesalat süß-sauer

*1 große Chicoréeknolle · 1 Orange · 2 EL über Nacht eingeweichte Rosinen mit Einweichwasser · 2 EL Hafer Cuisine (Sahne auf Haferbasis) · ca. 2 EL Sonnenblumenöl · 1 EL Baobabfruchtpulver*

Wir Norddeutschen essen gern Salat süß-sauer. Dieses ist ein solcher Salat. Ich liebe Chicorée wegen seiner bitteren Note und werfe das besonders bittere „Herz" nicht weg, sondern verwende es mit. Unser Magen und unsere Bauchspeicheldrüse lieben Bitterstoffe. Chicoréeknolle waschen und in Scheiben schneiden. Orange schälen und ebenfalls in Stücke schneiden. Die Rosinen, das Baobabfruchtpulver, Öl und Hafersahne dazugeben und gut umrühren.

## Fenchelsalat

*1 dicke Fenchelknolle · 1 säuerliche Orange · 2 El Olivenöl · 1 Knoblauchzehe · 1 EL Baobabfruchtpulver · Salz, Pfeffer aus der Mühle*

Fenchel waschen und in Stücke schneiden. Orange schälen und ebenfalls stückeln, Knoblauch schälen und zerdrücken. Mit Öl in eine Schüssel tun und mit Salz, Pfeffer und Baobabfruchtpulver abschmecken.

## Griechischer Salat

Salatdressing:

*3 TL Olivenöl · 1 TL Zitronensaft · 1 EL Baobabfruchtpulver · 2 Knoblauchzehen, zerdrückt · Salz, Pfeffer*

Sonstige Zutaten:

*2 Köpfe Römersalat · 1 gelbe Paprika · ½ Salatgurke · 1 rote Zwiebel, kleingehackt · 2 EL frische Minze, zerkleinert · 1 Glas schwarze Kalamata-Oliven · Fetakäse in Stücken (optional, oder vegane Alternative)*

Für das Dressing alle angeführten Zutaten gut vermischen. Andere Zutaten in einer großen Salatschüssel vermischen. Erst vor dem Servieren das Dressing untermischen.

## Sprossensalat vom Feinsten

*1 Paket gemischte Sprossen · 1 Tasse Alfalfasprossen · 1 Avocado · 1 Handvoll Feldsalat · Etwas Olivenöl · 1 Knoblauchzehe · ca. 2 TL Baobabfruchtpulver · Salz, Pfeffer*

Avocadofleisch in kleine Stücke schneiden. Knoblauch schälen und zerdrücken. Mit den anderen Zutaten vermengen und mit Salz und Pfeffer abschmecken.

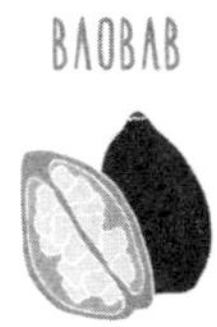


# Suppen

Erstaunlicherweise schmeckt Baobabfruchtpulver auch in pikanten Gerichten und gibt ihnen eine besondere Note. Wenn es mal schnell gehen soll, nehme ich ein Tütchen Instant-Misosuppe, übergieße das Pulver mit kochendem Wasser und rühre dann einen Teelöffel Baobabfruchtpulver ein.

## Möhrensuppe

*1 Pfund Möhren · 1 Süßkartoffel oder 250 GrammTobinambur (heimische Süßkartoffel) · 1 Zwiebel · 1 Knoblauchzehe (optional) · 1 Bund Petersilie oder ein Bund Koriandergrün · 1 EL Baobabfruchtpulver · Meer- oder Steinsalz, Pfeffer aus der Mühle · Kokosöl*

Zwiebeln und Knoblauch kleinschneiden und im Kokosöl glasig dünsten. Gesäuberte und in drei Zentimeter große Stücke geschnittene Möhren dazugeben sowie die geschälte und zerkleinerte Süßkartoffel und in etwa einem Liter Wasser 25 Minuten köcheln lassen. Dann den Topf vom Herd nehmen, Baobabfruchtpulver hineinstreuen, mit einem Zauberstab pürieren und mit Salz und Pfeffer abschmecken. Die Suppe portionsweise mit klein geschnittener Petersilie oder Koriandergrün garnieren.

### Kürbissuppe

*1 Hokkaidokürbis · 1 dicke Stange Lauch · 4 mittelgroße Kartoffeln · 2 Zwiebeln · 2 Knoblauchzehen · Kokosöl · 1 Topf Crème Fraiche (auf Wunsch oder für Veganer: ½ Paket Hafersahne) · 1 EL Olivenöl · Salz, Pfeffer · Baobabfruchtpulver*

Kürbis nicht schälen, nur hälfteln und Kerne entfernen. Die Kürbiskerne kann man abspülen und trocknen und, wer will, dann noch ohne Fett rösten. Lauch in Scheiben schneiden und Zwiebeln, Kartoffeln und Knoblauchzehen in Stücke. 2 EL Kokosöl in einem großen Topf erhitzen. Zwiebeln, Knoblauch und Lauch darin anbraten. Kürbis und Kartoffelstücke dazugeben und mit einem Liter heißem Wasser bedecken. Zum Schluss mit Salz und Pfeffer abschmecken. Mit einem Zauberstab pürieren, Crème Fraiche oder Hafersahne mit einem Schneebesen unterrühren. Pro Teller Suppe einen Teelöffel Baobabfruchtpulver unterrühren.

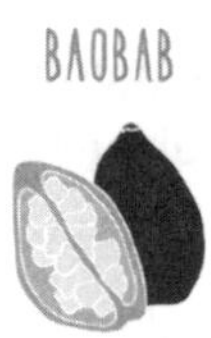


## Hauptgerichte

Ich bin heute, Anfang Februar, im Schneegestöber durch den Stuttgarter Schlossgarten gejoggt. Gerade bei kühlen Temperaturen schmecken mir von innen wärmende Eintöpfe besonders gut.

### Buntes Allerlei

*1 Handvoll Wakame- oder Kombualgen · 1 Süßkartoffel · 3 Möhren · 1 dicke Stange Lauch · 1 kleiner Weißkohl · 1 große Zwiebel ·*

*1 Lorbeerblatt · 1 Handvoll frisches Maggikraut/Liebstöckl oder 1 TL getrocknet · 1 Paket Räuchertofu oder Seitan · 2 EL Kokosöl · 1 EL Olivenöl · Meer- oder Steinsalz und Pfeffer aus der Mühle · 1 EL Baobabfruchtpulver*

Algen eine Stunde lang einweichen. In einem großen Topf die geschälte und in grobe Stücke geschnittene Zwiebel im Kokosöl dünsten. Süßkartoffel schälen und in Stücke schneiden, frisches Maggikraut zerschneiden, Möhren in etwa 3 Zentimeter große Stücke schneiden, Lauch waschen und in Stücke schneiden, Weißkohl zerkleinern, Räuchertofu oder Seitan in etwa 1 cm große Stücke schneiden. Dann all diese Zutaten samt den Algen mit drei Viertel Liter heißem Wasser zu den Zwiebeln geben. Nach 25 Minuten mit Salz und Pfeffer abschmecken, das Baobabfruchtpulver unterrühren und mit dem Olivenöl verfeinern.

### Grünkohleintopf

*1 große Schüssel Grünkohl · 3 Kartoffeln oder Süßkartoffeln · 1 große Zwiebel · 1 Paket Räuchertofu · 2 EL Kokosöl · 2 EL Olivenöl · Salz, Pfeffer aus der Pfeffermühle · 1 EL Baobabfruchtpulver*

Grünkohl waschen und Rispen abschneiden. Zwiebel schälen und in Stücke schneiden. Das Kokosöl in einem großen Topf zum Schmelzen bringen. Darin in Stücke geschnittenen Tofu und Zwiebel anrösten. Einen Liter heißes Wasser sowie die gewürfelten Kartoffeln und den Grünkohl dazugeben und 25 Minuten köcheln lassen. Mit Salz, Pfeffer und dem Olivenöl abschmecken. Pro Portion einen Teelöffel Baobabfruchtpulver übers Essen streuen und unterrühren.

### Pilzpfanne

*1 Dose Kokosmilch · 400 Gramm braune Champignons · 3 Kartoffeln · 1 kleine rote Paprika · 1 Zwiebel · 2 Knoblauchzehen · 2 Tassen aufgetaute Tiefkühlerbsen (oder frische) · Salz, Pfeffer · 2–3 TL Baobabfruchtpulver*

Die Dose Kokosmilch in eine Pfanne entleeren. Dann das frische Gemüse und die gekochten und gepellten Kartoffeln in Stücke schneiden und alles zusammen etwa 20 Minuten schmoren. Kurz vorm Essen die Erbsen unterrühren. Mit Salz und Pfeffer abschmecken. Pro Teller einen Teelöffel Baobabfruchtpulver unterrühren.

## Steckrübeneintopf

Steckrüben gibt es – leider – nur im Herbst. Die Kriegsgeneration hat ein Steckrübentrauma, weil es wochenlang kaum anderes Essbares gab. Ich habe zu dieser Knolle ein ganz unbefangenes Verhältnis und mag sie einfach gern. Als ich bei Rudolf Steiner gelesen habe, dass Steckrüben Spuren von Gold enthalten und wir dieses Edelmetall in kleinen Mengen benötigen, ist meine Achtung für dieses „Arme-Leute-Essen" noch gestiegen.

*1 kleine Steckrübe · 1 große Zwiebel · 2 Knoblauchzehen · 1 Pfund Kartoffeln oder Süßkartoffeln oder Topinambur · 1 Paket Seitan · 1 EL Baobabfruchtpulver · 2 EL Kokosöl · 1 EL mildes Olivenöl · Meer-, Bambus- oder Steinsalz, Pfeffer aus der Pfeffermühle*

Steckrübe schälen und in grobe Stücke schneiden. Zwiebel schälen und würfeln, das gleiche mit dem Knoblauch. Seitan in zentimetergroße Stücke schneiden. Kartoffeln schälen und in große Stücke schneiden. Zwiebel, Knoblauch und Seitan in einem Topf in Kokosöl anbraten. Alle anderen Zutaten, bis auf Baobab, Olivenöl und die Gewürze, mit drei Viertel Liter heißem Wasser dazugeben und 25 Minuten köcheln. Zum Schluss Topf von der Platte nehmen, Baobabfruchtpulver einrühren, mit Salz und Pfeffer abschmecken und mit Olivenöl geschmacklich verfeinern.

## Vegetarisches Naboulou (Seitan und Baobabblätter in Erdnuss-Sauce)

*2 TL Olivenöl oder Kokosöl · 1 mittelgroße Zwiebel · 1 Knoblauchzehe · ½ TL frischer Ingwer · 1 Paket Seitan · 250 Gramm Tomaten · 3 TL Tomatenmark · 1 EL Baobabblattpulver · 100 Gramm ungesalzene Erdnussbutter · Salz, Pfeffer*

Geschnittene Zwiebel mit Knoblauch- und Ingwerstückchen in Öl glasig dünsten. Seitan und Tomaten in Stücken dazugeben sowie das Tomatenmark. Mit etwas Wasser 10 Minuten köcheln lassen, bis die Tomaten weich sind. Dann Baobabblattpulver, Erdnussbutter, Salz und Pfeffer unterrühren. Dazu passt gut Reis oder Couscous.

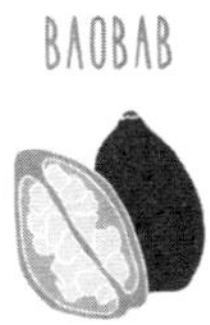


## Süsses

### Ananas-Obstsalat

*¼ frische Ananas in Stücken · Etwa 6 Physalis (Kapstachelbeeren) · 1–2 EL Kokosblütensirup · 2 TL Baobabfruchtpulver · ½ TL Ingwerpulver (optional)*

Alle Zutaten, evtl. noch etwas Wasser zugeben, gut vermengen. Das Ganze mit etwas mehr Wasser ergibt im Mixer einen leckeren und gesunden Smoothie. Diesen Obstsalat kann man auch als erstes Frühstück essen. Er fördert die Entschlackung durch die Ananasenyzme und die Fruchtsäuren im Baobab. Als Nachtisch fördert er die Eiweißverdauung. Ingwer tue ich besonders im Winter dazu, weil die scharfe Knolle von innen her wärmt.

### Baobabsorbet

*1 Baobabfrucht · Wasser · Honig oder Kokosblütenzucker nach Geschmack*

Frucht öffnen und Fruchtfleisch mit Wasser im Verhältnis 1 zu 4 vermischen und ca. 1 Stunde ruhen lassen, bis das Fruchtfleisch weich wird. Das Fruchtfleisch mit einem Löffel oder einem Kartoffelstampfer bearbeiten, bis sich die Pulpe von den Samen löst. Das Ganze durch ein Haarsieb drücken. Die Flüssigkeit mit Honig oder Kokosblütenzucker süßen, in kleine Schalen füllen und im Tiefkühlfach frosten. Wer keine ganze Frucht hat, kann natürlich auch Baobabfruchtpulver im Verhältnis 1 zu 4 mit Wasser verdünnen, süßen und frosten.

## Fruchtkonfekt

*1 EL Datteln · 1 EL Cashewkerne · 1 EL Erdmandelpulver · 2 TL Baobabfruchtpulver*

Datteln und Cashewkerne zerkleinern. Mit den anderen Zutaten und etwas Wasser nach Bedarf verkneten, zu einer Rolle formen und in dicke Scheiben schneiden. Diesen Fruchtkonfekt gibt es auch schon fertig im Versand[8].

## Mabuyu-Bonbons (aus Kenia)

*1 mittelgroße Baobabfrucht · 200 Milliliter Kokosblütenzucker · 100 Milliliter Wasser · 25 Milliliter rote Lebensmittelfarbe · 1 Messerspitze Cayennepfeffer · 1 Prise Salz*

Mabuyu bekommt man auch in afrikanischen Läden. Ich habe es in Kenia und Südafrika kennengelernt. Es ist dort eine sehr beliebte Süßigkeit. Natürlich macht es mehr Spaß, Mabuyu selbst zu machen. Dazu öffnet man die Frucht und entfernt das Fruchtfleisch. Das zerdrückt man in einer Schüssel, um Fasern und Samen zu entfernen. Die Samen stellt man zur Seite. Die roten Fasern verwende ich im Smoothie, sie enthalten besonders viele Antioxidanzien. Kokosblütenzucker, Cayennepfeffer, Salz, Wasser und Lebensmittelfarbe in einem Topf erhitzen, bis die Mischung zu einem dicken Sirup geworden ist. Hitze reduzieren und die Baobabsamen dazugeben, dabei ständig rühren, damit sie nicht aneinanderkleben. Fruchtfleisch hinzufügen und weiter rühren. Wenn die Samen hart werden wie Kandis, den Topf vom Feuer nehmen und den Inhalt auf einem großen Teller ausbreiten. Abkühlen lassen, zerschneiden und als Süßigkeit genießen. Die Samen sind immer noch ziemlich hart, aber wer gute Zähne hat, kann sie mitessen.

„Sheikha Agil" hat bei YouTube einen 3-Minuten-Film zum Nachmachen von Mabuyu reingestellt.

## Mangoeis mit Zitrone

*1 Kilogramm Mangofruchtfleisch · 1 Zitrone · 200 Milliliter Kokosmilch · 100 Milliliter Sanoghurt oder Naturjoghurt · 5 EL Ahornsirup oder Kokosblütensirup · 1 EL Baobabfruchtpulver · Kokoschips*

Von der Zitrone die Schale abreiben. Mangofleisch mit dem Saft einer Zitrone, der Zitronenschale und der Kokosmilch sowie dem Joghurt, dem Ahornsaft und dem Baobabfruchtpulver pürieren. Die Masse in einer Schüssel mindestens 4 Stunden lang im Tiefkühlfach lagern, in dieser Zeit alle halbe Stunde umrühren. Einfacher geht es in einer Eismaschine. Eis in Schälchen füllen und mit den Kokoschips garnieren. Statt Mangofruchtfleisch kann man auch sehr reife Bananen nehmen.

## Melone mit Zitrone

*180 Gramm Kokosblütensirup · 50 Milliliter Zitronensaft · 1 Prise Cayennepfeffer · Schale von 1 Zitrone · 1 EL Baobabfruchtpulver · 1 kleine Wassermelone (ca. 1,5 Kilogramm) · 1 reife Honigmelone (ca. 1,5 Kilogramm) · 1 Prise Salz · 2 EL zerkleinerte frische Minze*

In einem Kochtopf Kokosblütensirup, Cayennepfeffer und Zitronensaft vermengen. Aufkochen und dann drei Minuten köcheln lassen. Den Topf vom Herd nehmen und abkühlen lassen, bis der Sirup lauwarm ist. Baobabfruchtpulver unterrühren. Melonen schälen, entkernen und Fruchtfleisch würfeln. Melonenstücke in eine Salatschüssel geben. Mit der Hälfte des Sirups beträufeln und vorsichtig untermischen. Mit Salz, Minze und dem restlichen Sirup bestreuen und servieren.

## Powerkugeln

*1 Handvoll Mandeln · 1 Handvoll getrocknete Datteln · 1 TL Vanilleextrakt · 1 TL Zimt · 1 TL Orangenschale · 1 TL Baobabfruchtpulver · Orangensaft nach Bedarf (nicht zu viel)*

Die Zutaten im Powermixer vermischen und daraus Kugeln formen. Ein leckerer und gesunder Snack für zwischendurch.

### Rohkostbrownie

Brownies sind besonders in den USA der Renner. Hier kommt jetzt einmal ein gesunder Brownie auf den Tisch in Rohkostqualität.

*400 Gramm Mandeln · 100 Gramm grüne Rosinen · 200 Gramm Kakaonibs · 100 Gramm Kakaopulver · 4 EL rohen Agavendicksaft · 6 EL Kokosöl · 2 EL Mesquitepulver · 2 EL Baobabfruchtpulver · evtl. Kokosraspeln*

Zuerst die Mandeln grob mahlen. Dann die restlichen Zutaten zufügen und einen gleichmäßigen Teig herstellen. Danach den Teig in einer rechteckigen Kuchenform (ca. 25 x 25 cm) verteilen und 2 bis 3 Stunden im Kühlschrank durchziehen lassen. Zum Servieren in Quadrate schneiden. Wenn man vor dem Verteilen des Teiges Kokosraspeln auf den Boden der Kuchenform streut, lassen sich die einzelnen Browniestücke nachher besser lösen.

### Rohkost-Energiekugeln

*2 Tassen Kokosflocken · 10 Datteln · 4 EL Chiasamen (als Chiagel, für 20 Min. in Wasser eingeweicht) · 2 EL Kokosöl (flüssig) · 4 EL Kakaobutter (flüssig) · 1 TL Vanillepulver · ½ Tasse Lecithin · Mohn zum Wälzen · 2 TL Baobabfruchtpulver*

Alle Zutaten bis auf den Mohn in einer Küchenmaschine oder per Hand zu einer gleichmäßigen Masse verarbeiten. Kleine Kugeln mit der Hand formen und diese gleichmäßig in Mohn wälzen, bis sie vollständig damit bedeckt sind. Die Kugeln können direkt verzehrt werden oder auf einem Dörrgerät bei 40 °C ca. 20 Stunden getrocknet werden. Dadurch werden sie knusprig wie Gebäck.

# Anmerkungen, Literatur- und Abbildungsverzeichnis

**Anmerkungen**

1 www.bb-geschenkideen.de

2 www.exoten-forum.de

3 vgl. www.orac-info-portal.de

4 http://www.finanznachrichten.de/nachrichten-2011-10/21611720-baobab-foods-sets-new-orac-value-highs-in-latest-antioxidant-tests-by-brunswick-labs-004.htm)

5 http://www.videogold.de/vortrag-von-prof-dr-walter-veith-heilung-durch-pflanzen/

6 www.olionatura.de

7 z. B. bei baobab.org

8 „Baomix“ von www.satnam.de

**Literatur**

Das fundierteste Werk zum Thema ist der sehr detaillierte englische Titel „The Baobabs“ von Gerald E. Wickens und Pat Lowe. Das Buch hat knapp 500 Seiten und kostet ungefähr 200 Euro.


Adam, J. G.: *Le Baobab,* in: Notes Africaines Nr. 94: 33–44, 1962

Adam, Dr. Olaf: *Leitfaden der Ernährungsmedizin,* Elsevier, München, 2006

Adanson, Michel: *Histoire Naturelle du Sénégal,* Paris, 1757

Al-Qawari, A. A. et al.*: Hepatoprotective influence of A. digitata pulp,* in: J. Herbs Spices Med. Plant Nr. 10 (3): 1–6, 2003

Anani, K. et al.*: Investigations of medicial plants of Togo for antiviral and antimicrobial activities,* in: Pharm. Biol. Nr. 38: 40–45, 2000

Baerts-Lehmann, M.: *L'utilisation de quelques plantes en médecine traditionnelle humaine et vétérinaire en Afrique sub-saharienne,* Universität Louvain-la-Neuve (Belgien), 2002 (engl. u. franz.)

Bagchi, D. et al.: *Stress, diet and alcohol induced oxidation, gastrointestinal mucosal injury in rats and protection by bismuth subsalicylate,* in: J. Applied Toxicol. Nr. 18: 3–13, 1998

Baobab Fruit Company/United Nations Conference on Trade and Development: *Market Brief in the European Union for selected natural ingredients derived from native species – Adansonia digitate L., Baobab,* www.baobabfruitco.com, März 2005

Barth, Heinrich: *Reisen und Entdeckungen in Nord- und Centralafrika,* Gotha, 1857

Bash, Barbara: *Tree of Life,* Sierra Club Books, San Francisco, 2002

Boyer, Marie-France: *Tree-Talk,* Thames and Hudson, London, 1996

Brakel, Johannes F.: *Birken, Mohn und Baobab,* Freies Geistesleben, Stuttgart, 2005

Braun, Karl: *Anatomie der Adansonia Digitala L.,* Inaugural-Dissertation, Universität Basel, Basel, 1900

Braun, Monika: *Fit wie ein Turnschuh mit Baobab,* B.G.-p.OHG, Bad Kissingen, 2014

Burger, Guy-Claude: *Die Rohkosttherapie. Natur, Genuss, Gesundheit; das Geheimnis der Instinctotherapie,* Heyne, München, 1999

Burgerstein, Uli P. u. a.: *Handbuch der Nährstoffe,* Trias, Stuttgart, 12. Aufl. 2012

Burkill, H. M.: *The Useful Plants of West Tropical Africa,* Royal Botanic Gardens, Kew, 1985

Carr, W. R.: *The baobab tree: a good source of ascorbic acid,* in: Cent. Afr. J. Med. Nr. 4: 372–374, 1958

Chapman, James: *Travels in the Interior of South Africa,* Bell & Daldy, London, 1868

Chatterjee, P. et al.: *Biotransformation of agent betulinic acid by Bacillus megaterium ATCC 13368,* in: Apl. Environ. Microbiol. Nr. 66: 3850–3855, 2000

Coe, Shelly A. u. a.: *The polyphenol-rich baobab fruit (Adansonia digitata L.) reduces starch digestion and glycemic response in humans,* in: Nutrition research Nr. 33 (11): 888–96, 2013

Dahlke, Rüdiger: *Das Geheimnis der Lebensenergie in unserer Nahrung,* Arkana, München, 2015

Dan, S./Dan, S. S.: *Phytochemical study of Adansonia digitata, Coccoloba coriata, Psychotria adenophylla and Schleichera oleosa,* in: Fitoterapia Nr. 57: 45–446, 1986

De Caluwé, Emmy et al.: *Adansonia digitata L. – A review of traditional uses, phytochemistry and pharmacology,* in: Afrika Focus Nr. 23 (1): 11–51, 2010

de Saint-Exupéry, Antoine: *Der kleine Prinz,* Karl Rauch, Düsseldorf, 19. Aufl. 2010

Döll, Dr. Michaela: *Das Antioxidantienwunder,* Herbig, München, 2003

Drake, Ellen: *A book of Baobabs,* Aardvark Press, Cape Town, 2006

Eteshola, E./Oraedu, Ac.: *Fatty acid composition of tigernut tubers, baobab seeds and their mixture,* in: J. Am. Oil. Chem. Soc. Nr.73: 255–257, 1996

Glew, Robert et al.: *Amino Acid, Fatty Acid, and Mineral Composition of 24 Indigenous Plants of Burkina Faso,* Journal of Food Composition and Analysis Nr. 10: 205–217, 1997

Gray, D. O./Hayman, A. R.: *0-acetylethanolamine, a natural product from leguminosae,* in: Phytochem Nr. 26 (3): 839–841, 1987

Gunter, Felicitas: *Analysis of the genetic diversity of the Baobab tree in Burkina Faso,* Bachelorarbeit, Universität Hamburg, Hamburg, 2013

Hill, Ernestine: *The Great Australian Loneliness,* Jarrolds, London, 1937

Hudson, J. B. et al.: *Further investigations on the antiviral activities of medicinal plants of Togo,* in: Pharmaceutical Biology Nr. 38: 46–50, 2000

Hussain, H. S. N./Deeni, Y. Y.: *Plants in Kano ethnomedicine; screening for antimicrobial activity and alkaloids,* in: International Journal of Pharmacology Nr. 29: 51–56, 1991

Iatroudakis, Michael: *10 Super-Foods,* Amazon, Leipzig, 2014

Ivkovic, Dr. med. Slavko/Müller-Schubert, Dr. med. Antje: *Oxidativer Stress,* Astra H&D, Schlanstedt, 2004

Kapuscinski, Ryszard: *The Shadow of the Sun,* Knopf, New York, 2001

Karandikar, S. M. et al.: *Beneficial effect of Adansonia digitata in bronchial asthma and allergic skin disorders,* in: Indian Medical Journal Nr. 59: 69–70, 1965

Käser, Heike: *Naturkosmetik selber machen,* Freya, Linz, 2012

Käser, Heike: *Naturkosmetische Rohstoffe,* Freya, Linz, 2014

Khan, M. et al.: *Analgesic activity of fixed oil of Adansonia digitata,* in: Indian Journal of Natural Products Nr. 22: 20–21, 2006

Konz, Franz: *Der große Gesundheits-KONZ,* Universitas, München, 2006

Le Grand, A.: *Les phytotherapies anti-infectieuses de la forêt-savane, Sénégal,* in: Journal of Ethnopharmacology Nr. 25: 315–338, 1989

Leyden, Paula: *The sleeping Baobab Tree,* Walker Books, London, 2013

Locher, C. P. et al.: *Anti-microbial activity and anti-complement activity of extracts from selected Hawaiian medicinal plants,* in: Journal of Ethnopharmacology Nr. 49: 23–32, 1995

Lockett, C. T./Calvert, C. C./Grivetti, L. E.: *Energy and micronutrient composition of dietary and medicinal wild plants consumed during drought. Study of rural Fulani, northeastern Nigeria,* in: International Food Science Nutrition Nr. 51: 91–107, 2000

Manfredini S. et al.: *Adansonia digitata. Il baobab farmacista,* in: L'integratore nutrizionale Nr. 5 (4): 25–29, 2002

Manfredini S. et al.: *Capacitá antiossidante dei derivati del Baobab,* in: Erboristeria domani Nr. 2: 52–59, 2003

Nnam, N.: *Baobab fruit pulp improves iron status in Nigerian children,* Poster, INACG Symposium, Lima (Peru), 18.11.2004

Osman, M.: *Chemical and nutrient analysis of baobab (Adansonia digitata) fruit and seed protein solubility,* in: Plant Foods Human Nutrition Nr. 59: 29–33, 2004

Pakenham, Thomas: *The remarkable Baobab,* W. W. Norton & Company, New York, 2004

Phyto Trade Africa: *Baobab Dried Fruit Pulp – An application for Novel Foods, Approval in the EU as a food ingredi*ent, www.phytotradeafrica.com, Cape Town, 2006

Popp, Fritz-Albert: *Die Botschaft der Nahrung – Unsere Lebensmittel in neuer Sicht,* Zweitausendeins, Frankfurt, 2011

Pratt, Steven/Matthew, Kathy: S*uperFood,* Heyne, München, 2005

Ramadan, A. et al.: *Anti-inflammatory, analgesic and antipyretic effects of the fruit pulp of Adansonia digitata,* in: Fitoterapia Nr. 65: 418–422, 1994

Saka, J. D. K./Msonthi, J. D.: *Nutrional value of indigenous wild trees in Malawi,* in: Fort. Ecol. Manage Nr. 64: 245–248, 1994

Samuelsson, G. et al.: *Inventory of plants used in traditional medicine in Somalia,* in: Journal of Ethnopharmacology Nr. 35: 25–63, 1991

Schnitzer, Dr. Johann Georg: *Diabetes heilen,* Eigenverlag, Friedrichshafen, 2014

Selvarani, Vimalanathan/Hudson, James B.: *Multiple inflammatory and antiviral activities in Adansonia digitata (Baobab) leaves, fruits and seeds,* in: Journal of Medicinal Plants Research Nr. 3 (8): 576–582, 2009

Sidibe, M./Williams, J. T.: *Baobab – Fruits for the Future,* University of Southampton, Chichester, 2002

Simonsohn, Barbara: *Chia-Power: Chiasamen zum Heilen und Genießen,* Windpferd, Oberstdorf, 4. Aufl. 2014

Simonsohn, Barbara: *Das authentische Reiki – wirksame Hilfe bei den körperlichen und seelischen Problemen der heutigen Zeit,* Goldmann, München, 5. Aufl. 2001 (und als E-Book)

Simonsohn, Barbara: *Die sagenhafte Heilkraft der Ananas – gesund und fit mit der Königin der Früchte,* Windpferd, Oberstdorf, 4. Aufl. 2012

Simonsohn, Barbara: *Gerstengrassaft – Verjüngungselixier und naturgesunder Power-Drink,* Windpferd, Oberstdorf, 17. Aufl. 2014

Simonsohn, Barbara: *Heilkraft aus den Tropen – die süße Medizin exotischer Früchte,* Integral, München, 2008 (nur noch über die Autorin zu beziehen)

Simonsohn, Barbara: *Moringa, der essbare Wunderbaum,* Kris, Neuenbürg, 2014

Simonsohn, Barbara: *Papaya – Heilen mit der Wunderfrucht,* Windpferd, Oberstdorf, 5. Aufl. 2011

Simonsohn, Barbara: *Reiki – Die sieben Grade – Mit Reiki im Licht der Fülle leben,* Hans Nietsch, Emmendingen, 2010

Simonsohn, Barbara: *Reiki – sich selbst und andere behandeln leicht gemacht,* Heyne, München, 2. Aufl. 2010

Simonsohn, Barbara: *Stevia – 'sündhaft süß und urgesund,* Windpferd, Oberstdorf, 16. Aufl. 2010

Tanko, Y. et al.: *Hypoglycemic Activity of Methanolic Stem Bark of Adansonia digitata Extract on Blood Clucose Levels of Streptozocin-Induced Diabetic Wistar Rats,* in: International Journal of Applied Research in Natural Products Nr. 1 (2): 32–36, Juni/Juli 2008

Tolle, Eckhart: *Stille spricht,* Arkana, München, 8. Aufl. 2003

Udoamakar, F. Ezuruike/Prieto, Jose M.: *The use of plants in the traditional management of diabetes in Nigeria: Pharmacological and toxicological considerations,* in: Journal of Ethnopharmacology Nr. 155 (2): 857–924, 2014

Van Wyk, B. E. et al.: *Medicinal Plants of South Africa,* Priza Publications, Pretoria, 1997

Vertuani, S. et al.: *Probiotic e prebiotici,* in: Integr. Nutr. Nr. 4:.26–32, 2001

Vincent, D./Thomas, R. G.: *Some new data on the pharmacology of Adansonia leaves,* in: Toulouse Méd Nr. 47: 508–509, 1946

Watson, Rupert: *The African Baobab,* Stuik Publishers, Cape Town 8001, 2007

Weiss, Thorsten/Bor, Jenny: *Super Foods,* Schirner, Filderstadt, 2. Aufl. 2013

Wickens, Gerald E.: *The Baobab – Africa's Upside-Down Tree,* Reprint from Kew Garden, London, 1982

Wickens, Gerald E./Lowe, Pat: *The Baobabs,* Springer, London, 2008

Williamson, Jessie: *Useful Plants of Nyasaland,* Gouvernment Printers, Zoma, 1943

Yagoub, Sanaa O.: *Anti-Microbial Activity of Tamarindus indica and Adansonia digitata Extracts Against E. coli Isolated from Urine and Water Specimens,* in: Research Journal of Microbiology Nr. 3 (3): 193–197, 2008

**Abbildungsverzeichnis**

S. 9, 103, HG: elenabs/123rf.com; S. 13: Nico Smit/123rf.com; S. 27: Bernard; S. 37: Theo Hodapp; S. 41: Le Do/123rf.com; S. 135, 147: Marek Uliasz/123rf.com; S. 141: Jenny Jünemann; S. 161: cubrazol/123rf.com; S. 167: ninette_luz/123rf.com; S. 175: djembe/123rf.com; S. 183-197: Ekaterina Kondratera/123rf.com

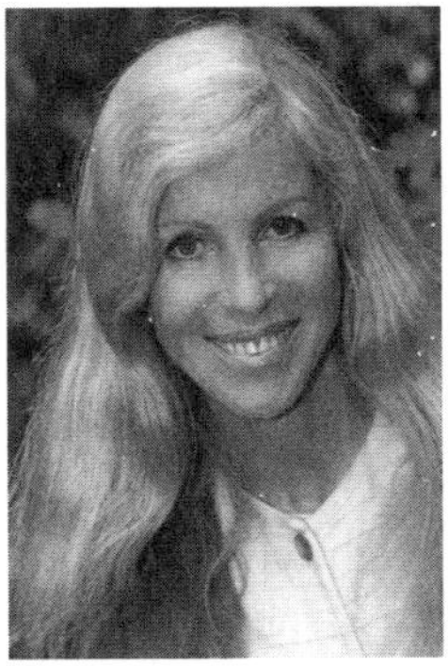

# Zur Autorin

Barbara Simonsohn, geboren 1954 in Hamburg, hat ursprünglich ein Studium als Sozialwissenschaftlerin abgeschlossen. Durch ihre Großmutter wurde sie schon früh an das Thema „Heilpflanzen" herangeführt. Ihre Großeltern lebten als Selbstversorger, was Obst und Gemüse betraf. Mit Mitte 20 arbeitete sie ein Jahr lang auf dem biologisch-dynamischen Hof Springe bei Lübeck und danach ein halbes Jahr im Schulungszentrum für bio-organischen Gartenbau in Hohenbuchen in Hamburg. Während ihrer vielen Aufenthalte in der weltbekannten Findhorn-Gemeinschaft in Schottland vertiefte sie ihr Pflanzenwissen.

Schon neben ihrem Studium, das sie 1978 abschloss, gab Barbara Simonsohn Umweltkurse an der Hamburger Volkshochschule zum Beispiel über Regenwurm-Farming auf dem Balkon und Hügelbeetbau. Seit 1995 schreibt die Erfolgsautorin Ernährungs- und Gesundheitsratgeber – es sind bisher 15 Titel von ihr erschienen in einer Gesamtauflage von mehr als 445.000 – und gilt auf diesem Gebiet als Expertin. Sie ist eine Pionierin für Superfoods von der ersten Stunde an: Schon 1998 erschien ihr Buch „Papaya – heilen mit der Wunderfrucht“, dann „Gerstengrassaft“, „Die Heilkraft der Afa-Alge“, „Heilkraft aus den Tropen“ – 32 Tropenfrüchte werden darin porträtiert. Zu ihren neuesten Titeln zählen „Moringa – der essbare Wunderbaum“ (2014) und „Chia-Power: Chiasamen zum Heilen und Genießen“ (2014). Alle diese Bücher wurden Bestseller. „Heilkraft aus den Tropen“ gibt es nur noch als E-Book, wer es noch gedruckt haben möchte, kann es bei der Autorin bestellen. Barbara Simonsohn schreibt außerdem regelmäßig Gesundheitsartikel für mehr als 40 Zeitschriften im In- und Ausland.

Seit mehr als fünfzehn Jahren bewirtschaftet Barbara Simonsohn einen Schreber- sowie einen Hausgarten, in denen sie ihr eigenes Obst und Gemüse anbaut, gibt Wildkräuterführungen und engagiert sich im Tifu-Institut, einem Modellprojekt für Permakultur – nachhaltiges Gärtnern und Leben – am Hamburger Volkspark. Mitte der 1990er-Jahre hat sie ein Entwicklungshilfeprojekte auf Haiti geleitet und dort in ihrer Tätigkeit als Seminarleiterin mehr als 250 Fruchtbäume gepflanzt. 2002 schloss Barbara Simonsohn eine Ausbildung als Heilpraktikerin bei der Berliner Schule für Heilkunde ab. Allerdings verzichtete sie auf die amtliche Prüfung, weil sie nicht als Heilpraktikerin arbeiten möchte, sondern sie ihren Arbeitsschwerpunkt in der Krankheitsprophylaxe sieht. Das Wissen darüber kann sie in ihren Augen effektiver in Seminaren, Büchern und Artikeln vermitteln.

Seit 1984 unterrichtet Barbara Simonsohn im In- und Ausland „das authentische Reiki“ für Tiefenentspannung, Stressabbau und Persönlichkeitsentwicklung und hat mittlerweile rund 10.000 Seminarteilnehmern diese einfache und wirksame Methode für ganzheitliche Heilung einschließlich seelischer Harmonie und innerem Frieden vermittelt und 96 Lehrer ausgebildet. Auch zum Thema Reiki hat sie etliche Bestseller wie „Reiki“ und „Das authentische Reiki“ veröffentlicht und schreibt regelmäßig Beiträge fürs „Reiki-Magazin“. Barbara Simonsohn gehört zu den erfolgreichsten Reikilehrern in Deutschland. Sie gibt Seminare für alle sieben Grade in Hamburg, Berlin, Köln, Stuttgart und München und Fernkurse für den I. und II. Grad.

Ihre Reisen führten sie auf fünf Kontinente. Barbara Simonsohn schreibt für zahlreiche Zeitschriften Reisereportagen und stellt Reiseberichte auch auf ihre Homepage, die jährlich mehr als 360.000 Besucher frequentieren. 2002 und 2003 reiste sie nach Kenia und Südafrika. Die Faszination für Baobabbäume ließ sie seither nicht mehr los.

Barbara Simonsohn hat zwei Kinder. Ihre Tochter studiert Umweltnaturwissenschaften und ihr Sohn wird Außenhandelskaufmann im Bereich Lebensmittel. Barbara Simonsohn ist bereits in zahlreichen Fernsehsendungen – zum Beispiel im ZDF, „Kinderalla", „Spiegel-TV" oder im Frühstücksfernsehen von SAT1 – zu Ernährungs- und Gesundheitsthemen wie „Die fünf Tibeter" oder „Das authentische Reiki" aufgetreten und hält bundesweit sowie im Ausland Gesundheitsvorträge auf Deutsch und Englisch. Man kann sie ebenfalls als Ernährungsberaterin buchen. Auch sportlich ist sie aktiv: Fast täglich läuft sie und trainiert bis zur Halbmarathon-Distanz, praktiziert jeden Morgen „Die fünf Tibeter", stemmt zwei Mal die Woche im Kieser-Studio Gewichte, läuft im Winter Ski und windsurft im Sommer. Barbara Simonsohn lebt mit ihrer Katze in Hamburg.

Sie können die Autorin kontaktieren unter:

Barbara Simonsohn
Holbeinstr. 26
22607 Hamburg
Tel. 040-89 53 38
E-Mail: info@barbara-simonsohn.de
www.Barbara-Simonsohn.de (Artikel und Seminarinfos).

Sie freut sich über Erfahrungsberichte, gern auch mit Haustieren, die in weiteren Auflagen dieses Buches veröffentlicht werden können.

# Stichwortverzeichnis

## Im Windpferd Verlag erschienene Bücher von Barbara Simonsohn

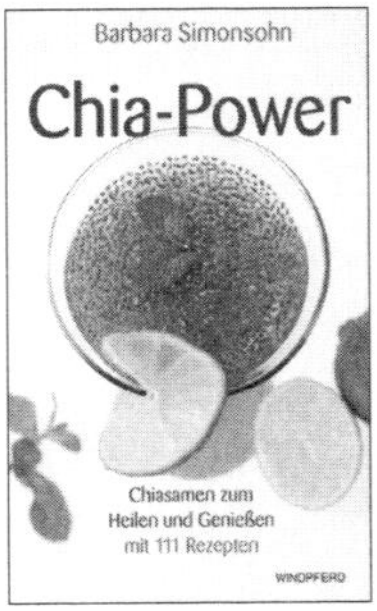


Chia-Power
ISBN 978-3-86410-069-7

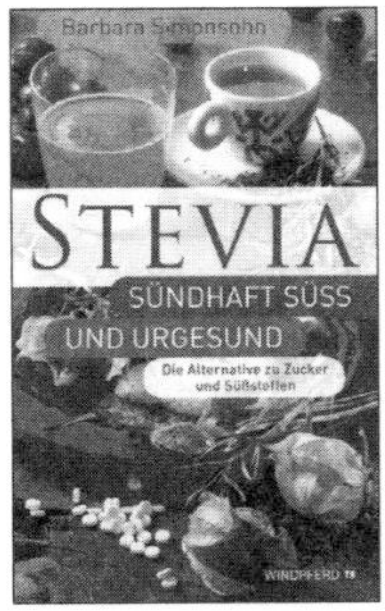


Stevia –
Sündhaft süß und urgesund
ISBN 978-3-89385-611-4

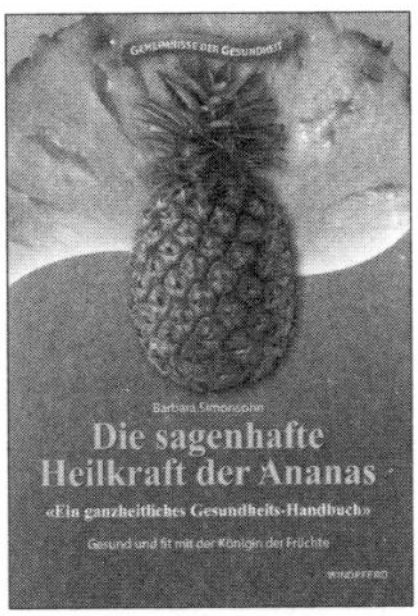


Die sagenhafte Heilkraft
der Ananas
ISBN 978-3-89385-268-0

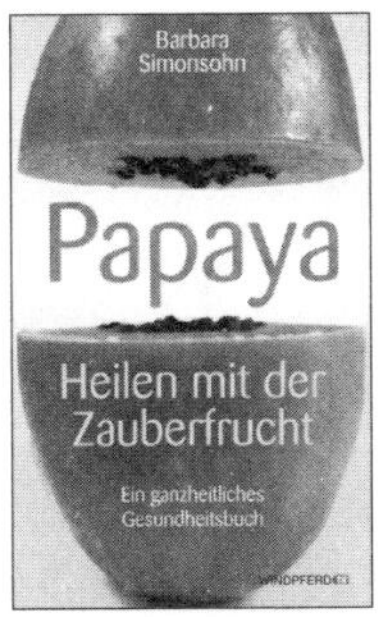


Papaya –
Heilen mit der Zauberfrucht
ISBN 978-3-89385-654-1

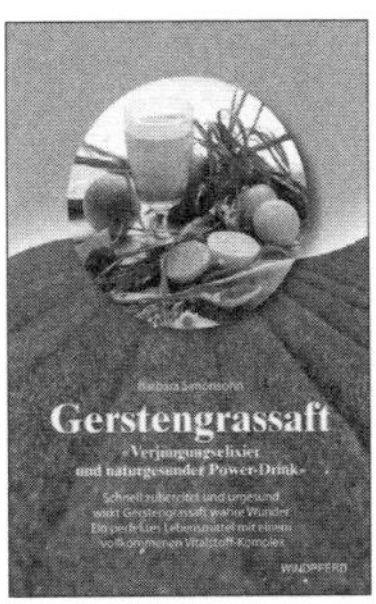


Gerstengrassaft
ISBN 978-3-89385-432-5

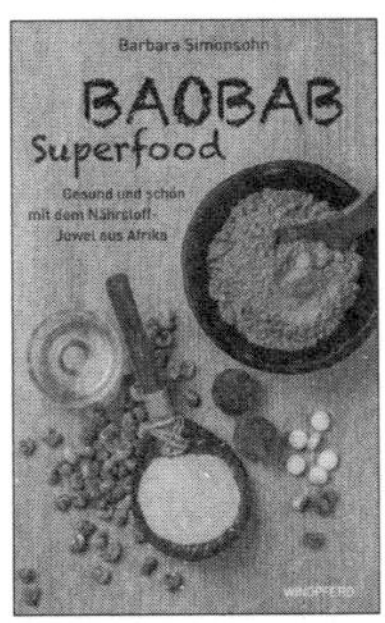


BAOBAB Superfood
ISBN 978-3-86410-103-8

**www.windpferd.de**